小儿推拿秘旨

清·龚云林 原著

董少萍 何永 点校

天津出版传媒集团
天津科学技术出版社

图书在版编目（CIP）数据

小儿推拿秘旨 /（清）龚云林原著 . -- 天津：天津科学技术出版社，2003.01（2024.11 重印）

（实用中医古籍丛书）

ISBN 978-7-5308-3442-8

Ⅰ . ①小… Ⅱ . ①龚… Ⅲ . ①小儿疾病－按摩疗法（中医）Ⅳ . ① R244.1

中国版本图书馆 CIP 数据核字（2002）第 107512 号

小儿推拿秘旨

XIAO' ER TUINA MIZHI

责任编辑：胡艳杰

出　　版：天津出版传媒集团
　　　　　天津科学技术出版社

地　　址：天津市西康路 35 号

邮　　编：300051

电　　话：（022）23332695

网　　址：www.tjkjcbs.com.cn

发　　行：新华书店经销

印　　刷：天津印艺通制版印刷股份有限公司

开本 787×1092　1/32　印张 5.125　字数 67 000

2024 年 11 月第 1 版第 5 次印刷

定价：32.00 元

内容提要

　　本书系明代著名医家龚廷贤早年所著的一部儿科专著。约成书于明·万历甲辰年（公元 1604 年），是现存小儿推拿较早、较完善之作。后世小儿推拿专著，多以此为蓝本。

　　全书共 3 卷，卷一重点论述了多种小儿常见病的病因、病机、诊断，以及小儿推拿手法和推拿穴位；卷二以歌诀形式为体例，介绍了小儿常见病的推拿治疗方法以及小儿危重病症的症候与预后，对后学颇有启迪作用；卷三为小儿常见病实用方。书中共列举有效方 50 个，其中不乏疗效好、组成简洁的精方良方，如导赤散、地黄丸、异攻散、六一散、紫金锭等，至今仍为临床上的常用方。

此书刊行后流传不广，原刻有些错讹，现将其重新校订整理出版，对临床应用及文献研究都具有一定的现实意义。

点校说明

　　《小儿推拿秘旨》为明代著名医家龚廷贤早年所著的一部儿科推拿专著。约成书于明·万历甲辰年（公元 1604 年）。全书共分 3 卷，卷一为小儿推拿手法及穴位介绍，卷二为推拿疗法歌诀，卷三为小儿常见病实用方。此书除有一部分是根据宋代钱仲阳的《小儿药证直诀》改写而成，其余均为龚氏的经验之谈。

　　作者龚廷贤，字子才，号云林、悟真子，金溪（今属江西）人。世业医，自小随父习医，后成名入太医院任太医，并获"医林状元"匾额。撰述甚富，有《寿世保元》《万病回春》《种杏仙方》《鲁府禁方》等，流传甚广，对后世影响颇大。此《小儿推拿秘旨》较之龚氏其他著作，语言修辞比较俚俗，可能是龚氏早年成书后无力梓行，由推拿科医生辗转传抄，以致产生不少讹错。为了更好地发挥本书的作用，挖掘其使用价值，特对其做必要的校勘整理。现将校勘有关问题说明如下。

一、本书的校勘方法，以对校、本校、他校、理校四种方法进行。以清·经国堂刻本为底本，以清·保仁堂本及藻文堂本为主校本，以五云堂本为参校本，以《小儿药证直诀》《小儿推拿广意》《厘正按摩要术》等为他校本。

二、凡底本中的明显错别字，予以径改，不出校；凡异体字、古今字及俗写字，均以现代常用字律齐，亦不出校；对某些通假字，则尽量恢复本字，并出校注明。

三、凡底本与校本出现异文时，若属底本错脱衍倒者，均据校本给予改补删移，并出校注明；若二者难定是非者，两者并存，出校说明。

四、凡原书节引、义引他书文字，与引书文字虽有差异，而不影响文义者，均不予校改，亦不出注。

五、对书中少数生僻字词及难以理解的名词术语,出注略做解释。

由于本人水平有限,收集资料尚有不足,不当之处,亦或难免,敬请同道示教。

点 校 者
2001 年 12 月于济南

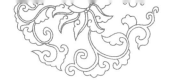

王　序

　　余专心慈幼,几二十余年。每患药饵为小儿之所苦,思得是术以佐理之。然博采群书,俱繁冗沓杂,茫不知所从事。今幸逢洪都舒时卿手授兹集,在龚云林先生当日,已经三刻,其书大行,慨自我清定鼎,兵燹屡经之余,是集慨不见传,书板久废。余与舒时老暨张友开翁,因旧本次序紊淆,三面订定,重刻行世,亦以志周先生之功亏不朽,而见舒氏之世传为非虚云。

　　皇清康熙五十年辛卯秋鹅湖王大卿题

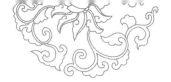

自　叙

　　余曰：育养小儿，难事也。读康浩"保民如保赤"，诚求可知矣。盖因体骨未全，血气未定，脏腑薄弱，汤药难施。一有吐泄、惊风、痰喘、咳嗽诸证，误投药饵，为害不浅。惟推拿一法，相传上帝命九天玄女，按小儿五脏六腑经络，贯串血道。因其寒热温凉，用夫推拿补泄。一有疾病，即可医治，手到病除，效验立见。询保赤之良法也。但此专用医者之精神力量，不若煎剂丸散，三指拈撮，便易从事，故习学者少而真传罕觏矣。予得此良法秘书已久，历试都验，不忍私藏，意欲公世，因而手著，最为详晰，分为上下二卷。养育之家，开卷了然，随用之效。育婴妙法，尽载斯编矣。

　　康熙辛未年重刊

　　　　　　绣谷龚云林书于保仁堂

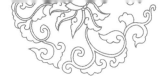

目　　录

卷一 ································· 001

总论 ································· 001

蒸变论 ································· 003

惊风论 ································· 005

诸疳论 ································· 006

吐泻论 ································· 007

婴童赋 ································· 007

面部险证歌 ································· 010

险证不治歌 ································· 013

面部捷径歌 此色与三关看法同 ················· 014

小儿无患歌 ································· 014

夭证歌 ································· 015

面部五色歌 ································· 015

虎口三关察证歌 ························· 016

虎口脉纹五言独步歌 ················· 017

I

五脏主病歌 ·········· 019

掌上诸穴拿法歌 ·········· 019

掌面推法歌 ·········· 021

掌背穴治病歌 ·········· 022

二十四惊推法歌 ·········· 023

验证加减法 ·········· 033

十二手法主病赋 ·········· 038

十二手法诀 ·········· 038

寸口脉诀歌 ·········· 040

入门先知诀 ·········· 042

虎口三关察纹图 ·········· 043

掌面诸穴图 ·········· 049

掌背穴图 ·········· 051

脚上诸穴图 ·········· 053

五色不治歌 ·········· 055

正面部位歌 ·········· 056

补遗脐风论 ·········· 070

刺泡法 ·········· 071

回气法 ·········· 072

通便法 ·········· 072

贴囟法 ·········· 073

卷二 ·········· 074

病机纂要 …………………………………… 074

寒门总括歌 ………………………………… 080

热门总括歌 ………………………………… 082

急惊歌 ……………………………………… 084

慢惊歌 ……………………………………… 084

胎惊歌 ……………………………………… 085

天吊惊歌 …………………………………… 085

脐风撮口惊歌 ……………………………… 085

禁风惊歌 …………………………………… 086

脾风惊歌 …………………………………… 086

发搐证歌 …………………………………… 086

盘肠惊歌 …………………………………… 086

内吊惊歌 …………………………………… 087

急慢惊风不治歌 …………………………… 093

惊痫证歌 …………………………………… 093

伤寒门总括歌 ……………………………… 095

伤风门总括歌 ……………………………… 096

咳嗽歌 ……………………………………… 096

斑疹门总括歌 ……………………………… 101

伤寒斑疹不治歌 …………………………… 102

吐泻门总括歌 ……………………………… 102

吐泻不治歌 ………………………………… 104

III

疟疾证歌 ……………………………… 105

疟疾不治证歌 …………………………… 106

痢门总括歌 ……………………………… 106

痢疾不治歌 ……………………………… 108

疳积门总括歌 …………………………… 108

疳积不治歌 ……………………………… 110

伤积总括歌 ……………………………… 110

脾胃门总括歌 …………………………… 111

肿胀门总括歌 …………………………… 112

自汗盗汗大汗证歌 ……………………… 114

腹痛证歌 ………………………………… 114

蛔虫痛歌 ………………………………… 115

夜啼客忤惊歌 …………………………… 116

蒸变证歌 ………………………………… 117

解颅总括歌 ……………………………… 117

囟陷证歌 ………………………………… 118

囟填证歌 ………………………………… 118

赤游风证歌 ……………………………… 119

语迟证歌 ………………………………… 119

滞颐证歌 ………………………………… 120

癞头疮证歌 ……………………………… 121

重舌木舌弄舌 …………………………… 123

鹅口口疮重腭歌 …………………… 123

龟胸龟背歌 …………………… 125

行迟大法歌 …………………… 125

脱肛证歌 …………………… 126

遗尿证歌 …………………… 127

卷三 …………………… 129

奏效方 …………………… 129

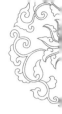

卷　一

总　论

　　尝闻小儿方脉科,古人谓之哑科,最难调治,何也?盖婴童之流,难问证、察脉故耳。抑且脏腑脆嫩,孟浪之剂、峻寒、峻热,不敢轻试。且儿在襁褓,内无七情六欲交战,外无大风大寒相侵,何婴儿疾繁且甚欤?大抵半胎毒,半伤食也。其外感风寒,什①一而已。曰:脐风、胎惊、痘疹、斑疮、惊痫、发搐、痰壅、赤瘤、白秃、解颅、鹅口、重舌、木舌诸证,岂非孕母不谨,胎毒所致欤!且小儿在胎,母饥亦饥,母饱亦饱。辛辣适口,胎气随热,情欲动中,胎息辍躁。或多食煎煿,恣味辛酸,嗜欲无节,喜怒不常,皆能令儿受患。母既胎

----

　　① 什:原作"付",据藻文堂本改。

前不节，胎后又不能调，惟务姑息，未足百①晬，饵以酸咸，未彀甫周，馋以肥甘，百病由此而生矣。曰：吐泻、黄疸、五疳、腹胀、腹痛、水肿、疟、痢、痰喘，岂非乳食过伤，调养失宜所致欤！此古者妇人妊子，寝不侧，坐不边，立不跸，不食邪味，不听淫声，不视邪色，有旨哉。幼幼之法，必深得"造化生生不息"之意。此古人多寿考，儿少夭折②也。有等禀性温良之妇，有娠，不嗜欲纵口，生儿少病，而痘疹亦稀。为儿医者，临证之际，宜察色、观形，不宜卤莽。如颊赤，知心热；鼻红，知脾热；左腮青，知肝气有余；右腮白，知肺经不足；额白，知肾虚。更验虎口三③关之脉，小儿病④斯过半矣。

---

① 百：原作"首"，据藻文堂本改。
② 夭折：五云堂本作"疾病"。
③ 三：原脱，据保仁堂本补。
④ 病：此后五云堂本、保仁堂本皆有"情"字。

蒸 变①论

小儿初生，血气未足，阴阳未调，骨格②未全，故有蒸变之候。每三十二日一变，六十四日一变蒸。变则精神易，蒸则骨格成。或发热、或吐、或汗、呻吟、不食、

---

① 蒸变：即变蒸。指婴儿在生长过程中，或有身热、脉乱、汗出等症，而身无大病者。此说始于西晋·王叔和，隋唐医家，日相传演，其说益繁。《诸病源候论·小儿杂病诸候》："小儿变蒸者，以长气血也。"《千金要方》："凡小儿自生三十二日一变，再蒸。凡十变而五小蒸，又三大蒸，积五百七十六日，大小蒸都毕，乃成人。"并谓："小儿所以变蒸者，是荣其血脉，改其五脏。"钱仲阳《小儿药证直诀》云："故初三十二日一变，生肾志，六十四日再变，生膀胱，其发耳与骶冷……九十六日三变，生心喜，一百二十八日四变，生小肠，其发汗出而微惊……一百九十二日六变，生胆，其发目不开而赤。二百二十四日七变，生肺声。二百五十六日八变，生大肠，其发肤热而汗，或不汗……二百八十八日九变，生脾智。三百二十日十变，生胃，其发不食，肠痛而吐乳。此后，乃齿生，能言知喜怒，故云始全也。"

② 骨格：义同"骨骼"。

烦啼、鼻塞、咳嗽、痰涎。变候七日，蒸过十三。初变肾水志①，身热，耳骪冷；二变一蒸膀胱，上唇肿如卧蚕；三变心火，学笑，生惊悸；四变二蒸小肠，浑身壮热而硬；五变肝木，夜多啼哭；六变三蒸在胆，学坐，闭目，生惊搐；七变肺金，学语，牙齿生；八变四蒸大肠，学趷②，喷嚏，泄泻；九变脾土，吐、泻、识人，知喜怒；十变五蒸属胃，微汗，腹痛，呼父母。心包，三焦无形，故无蒸变。五蒸十变，天地生成之数全矣。八蒸者，后三大蒸，渐学移步，能应名。共五百零十二日，变则手足受血，足能行而手能持，亦有胎气壮实，暗变而无诸症者，此骨节脏腑由变而全，而胎毒亦由变而散也。

---

① 志：原作"忘"，据藻文堂及保仁堂本改。

② 趷(pán 盘)：学趷，即学走路。

惊 风 论

《经》云：诸风掉眩，统属肝木①。小儿纯阳，真水未旺，心火已炎，故肺金受制，无以平木，故肝木有余，而脾土常不足也。失于保养，寒暄不调，以致外邪侵袭，饥饱②失节，以致中气损伤，而急惊、慢惊之候作矣。故急惊属肝，风木有余之证；慢惊属脾，中土不足之候。有余，则清之、泻之；不足，则温之、补之。急惊之证，因闻霹雳之声，或偶触禽兽之唬，以致面青、口噤、声嘶、发厥。过则容色如常，良久复作。身热、面赤、引饮、口鼻气热、二便黄赤、惺惺不睡，盖热盛生痰，痰盛生风，因惊而发耳。慢惊之证，因饮食不节，损伤脾胃，吐泻日久，中气大虚，发搐无休，身

---

① 统属肝木：《素问·至真大要论》作"皆属于肝"。

② 饱：原作"绝"，据藻文堂本改。

冷、面黄、不渴、口鼻气寒、唇舌①清白、露睛、昏睡、目上视、手足瘛疭、筋脉拘挛，盖脾虚生风，风盛则筋急，即天吊风是也。钱氏谓：急惊无阴之证，心经实热，阴火不能配②阳，为阳盛阴虚之候。慢惊是无阳之证，脾土虚甚，火不能胜水，为水盛火虚之候。故急惊者，十生一死。慢惊者③，十死一生。当谙此理，不可混作一途。

诸 疳 论

《经》云：数食肥，令人内热；数食甘，令人中满。盖其病因肥甘之所致，故名曰疳。夫襁褓中之乳子，与四五岁之孩提，乳铺未息，胃气未全，而谷气未充也。不能调助，惟务姑息，舐犊之爱，恣食肥甘，瓜果生冷，一切烹饪调和之味，朝餐暮飧，

---

① 唇舌：藻文堂本及保仁堂本皆作"二便"。
② 配：原作"肥"，据藻文堂本改。
③ 者：原作"有"，据藻文堂本改。

渐成积滞胶固,以致身^①热体瘦,面色萎黄,肚大青筋,虫疰^②,泻痢,诸疳作矣!

吐 泻 论

《经》云:诸呕吐酸,暴注下迫,皆属于热。又曰:湿盛则濡泄。夫小儿吐泻,皆由乳食过度,冷热不调,脾胃不和,传化失常,停滞于内,外感寒热,而吐泻作矣。泻黄、呕逆为热;泻清、吐乳为寒。须认的^③当可也。

婴 童 赋

乾元好生,坤元长养。人禀阴阳,天地橐籥。父精母血以成形,天清地浊而^④升降。顾一月之胎,形如珠露;二月之胚,痕若桃花;三月四月,而男女形象分明;五

---

① 身:原作"儿",据藻文堂本及保仁堂本改。

② 疰:藻文堂本及保仁堂本皆作"痛"。

③ 的:藻文堂本作"切"。

④ 而:藻文堂本及保仁堂本皆作"同"。

月六月,而五脏六腑具足;七月发①生而关窍通,八月动其手而游其魂;九月儿身三转;十月母妊当分。儿在胎而餐母血,母嗜欲最要提防②。母寒子寒,母热子热。男女初生,调理须要得宜;肠胃未充,饭食不宜铺馈;六七日脐带未干,纵炎热休频浴水。或缘客气相冲,遂染脐风恶③候。盘肠疝气、撮口噤风,皆因风火为殃,未满十朝难治。若是初生,形如哑子,缘母饮冷,寒入肺经。昼夜啼哭彻晓,皆由热盛心惊。癣疥多因胎热,身黄名曰胎黄。马牙疳、七星④丹,针而复缴,木舌风、重舌风,刺而后敷。更有蒸变,骨格乃成。三十二日一变,六十四日一蒸,八蒸十变,志意渐生。长智长骨,能应能行,是儿暗行蒸变,必缘禀赋完全。胎惊内吊,夜啼声

---

① 发:此前五云堂本及保仁堂本皆有"毛"字。

② 提防:原脱,据藻文堂本及保仁堂本补。

③ 恶:原误作"腮",据藻文堂本及保仁堂本改。

④ 七星:《中国医学大辞典》中有七星疮,注:此证生于上腭,为白细点子,治法与口糜同。

多属脏寒。泻青泻黄，兼吐乳须分寒热。虽云惊证多般，大抵风痰食热。发为搐搦、咬牙、寒战，变为循衣、眼窜、筋挛。治法导食、豁痰作主，清心、泻木[1]为先。更有慢惊，起于脾虚，露睛昏睡，身寒虚变，脾虚[2]速死。天吊惊抽，眼目瘛疭，取下风痰。更有诸疳，多伤食积。心肝脾肺肾五脏异证，丁奚哺露证急治尤难。痢乃物积气滞，疟分邪客水火。肚痛当分虚实，吐乳总曰胃寒。解颅、语迟、液滞颐，盖是原虚；口疮、鹅口、癞头疮，原由胎毒。赤瘤、火眼皆从火热；囟高、囟陷咎归脾虚[3]。如斯古怪，更为何因？岂非乳母不善调治，致儿百病丛生者乎？临证三思诊视，庶几起死回生。

---

① 木：原作"水"，据五云堂本及保仁堂本改。

② 虚：五云堂本及保仁堂本皆作"风"。

③ 虚：原脱，据保仁堂本补。

面部险证歌

额上红多热燥多，若逢青色急惊疴，
形如昏暗多应死，青贯山根奈若何？
囟门肿起定为风，此候①应知最是凶，
忽陷成坑如盏足，不过七日命应终。
印堂②青色搐惊多，红主心惊白主和，
或见微微青紫色，只因客忤证相过。
山根青现两遭惊，紫色伤脾吐泻因，
红色夜啼声不歇，若逢白色死之形。
年寿③黄为吐泻基，若然㿠白是为虚，
两颐赤为啼哭热，更兼黄色吐因之。
鼻准微黄紫庶几，深黄死证黑应危，
人中短缩缘吐利，黑形唇反定难医。
鼻门黑燥渴难禁，面黑唇青命不存，
肚大青筋俱恶候，更兼身有直身纹。
唇上鲜红润者平，燥干红热即黄生，
白形失血青惊重，黑纹绕口死之征。

---

① 候：原作"处"，据藻文堂本改。

② 印堂：原作"印多"，据《保婴神术按摩经》改。

③ 年寿：原作"平毒"，据藻文堂本、保仁堂本改。

承浆青色食时惊，黄多吐逆是真形，
烦躁夜啼青主吉，金匮①青生亦主惊。
青脉生于左太阳，须惊一度见推详，
赤是伤寒微燥热，黑青知是乳多伤。
右边青脉不须多，有则频惊怎奈何？
赤红为风抽眼目，黑青三日见阎罗。
忽见眉间紫带青，看来立便见风生，
青红碎杂风将起，久病眉红是死形。
白睛青色有肝风，有积黄形不及瞳，
若见黑睛黄色现，伤寒发疸②是其踪。
两颊风池③二气黄，躁啼吐逆色鲜红，
更如火煅还多燥，肺家客热死非空。
两颊④黄为痰塞咽，青色肝风红主热，
赤是伤寒黄主淋，二色精详分两颊。
左腮红为痰气盛，右腮红是伤风寒，
面而黧黑危急形，面带微红惊且热。

①金匮：在下颏部，即承浆穴两旁。

②疸：原作"疽"，据藻文堂本改。

③风池：小儿面部之穴位。《保赤指南车》云：
"风池，左右各一穴，在目胞下，相去一寸，近颧
处是。"

④颊：原作"脸"，据五云堂本改。

面白黄多吐利因,面青唇白急惊成,
面白唇青方疟疾,面多白色腹中疼。
面红唇赤是伤寒,面目皆黄湿热端,
面黄弄舌心烦躁,面肿虚浮咳利干。
两眉红主夜啼多,眉皱头疼痢疾呵①,
眼胞浮肿咳之久,不尔因疳疟痢疴。
瞑目昏昏似睡兮,不转睛而半露征,
纵开目内无光彩,此证由来号慢脾。
耳轮干燥骨蒸容,聤聤耳内自流脓,
耳轮②水冷知麻痘,耳后红丝缕亦同。
鹅口口中皆白垢,脾热必然多口臭,
鱼口鸦声最不祥,舌唇黑色应难救。
口张出舌是惊风,重舌木舌热于中,
舌上生舌阳毒结,舌上生芒刺亦同。
舌上白滑亦难医,舌上黑胎全不和,
舌上黑色命将休,舌卷难言死可知。
咬牙寒战痘③疮传,牙根出血是牙宣,
牙根白色泻痢急,齿嚼咬人不久延。

① 呵:原作"么",据保仁堂本改。
② 轮:原作"输",据藻文堂本改。
③ 痘:原作"瘦",据五云堂本改。

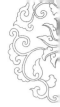

牙槁焦枯脾热致，牙折①肾经疳积是，
牙床痒塌咬牙疳，牙关紧急惊风使。
口沫啼叫虫痛乎，涎来清白胃寒虚，
吐涎黄水非良候，壅塞风痰吐尽奇。
呵欠面黄脾土虚，面青呵欠是惊迷，
面红呵欠为风热，呵欠久病阴阳离。
呵欠气热是伤寒，呵欠喘急伤风传，
多眠呵欠因疲倦，呵欠烦闷痘疮传。

险证不治歌

小儿证候要占②详，闭目摇头擂一场，
鼻头汗出兼肚痛，手抱胸前毕竟亡。
白膜侵入瞳仁内，四肢不收候可伤，
指上黄纹青③惊变，鱼口鸦声不久长。
太阳青筋生入耳，定睛鱼口亦非良，
赤脉贯睛非吉兆，乱纹目下亦多殃。
莫教口④鼻蛔虫黑，鸦声啼哭是难量，

---

① 折：原作"柝"，据五云堂本改。
② 占：原误作"自"，据藻文堂本改。
③ 青：原作"声"，据藻文堂本改。
④ 口：五云堂本作"目"。

囟①陷唇干手足冷,掌冷头低亦主亡,
此时纵惜如珍宝,也须顷刻葬荒冈。

面部捷径歌此色与三关看法同

乱纹交错紫兼青,急急求医免命倾,
盛紫再加身体热,定知啼哭见风生。
紫少红多六畜惊,紫红相并即疳成,
紫点有形如米粒,伤风积食证堪评。
紫散风传脾脏间,紫青口渴是风痫,
紫既②深沉难疗治,风痰祛散命须还。
红赤连兮赤络轻,必然乳母不相应,
两手忽然无脉见,定知冲恶犯神灵。
黑轻可治死还生,红赤伤寒痰积停,
赤青脾受风邪证,青黑脾风作慢惊。

小儿无患歌

孩童常体貌,情态自殊然③,
鼻内干无涕,喉中绝没涎。

---

① 囟:原作"胸",据文义改。
② 既:五云堂本作"隐"。
③ 然:原作"殊",据藻文堂本改。

头如青黛染,唇似点朱鲜,
脸方花映竹,颊绽水浮莲。
喜引方才笑,非时手不掀①,
纵哭无颠哭,虽眠未久眠。
意同波浪静,性若镜中天,
此候具安吉,何愁疾病缠。

夭 证 歌

身软阳痿头四破,脐小脐高肉不就。
发稀色脆短声啼,遍体青筋俱不寿。
尻肿膁骨若不成,能踞②能行皆立逝。

面部五色歌

面赤为风热③,面青惊可详,
心肝形见此,脉证辨阴阳。
脾肺④黄疳积,虚寒眺白伤。
若逢生黑气,肾败即须防。

---

① 掀:原作"宜",据藻文堂本改。
② 踞:原作"踣",据藻文堂本改。
③ 热:原作"急",据藻文堂本改。
④ 肺:藻文堂本作"怯"。

虎口三关察证歌

欲知虎口何处是？男左女右第二指，
先分风气命三关，细察根源寻妙理。
初得病时见风关，稍进惊痰气关里，
若到命关直透时，危急存亡须审视。
色红易疗紫则进，青极变黑终①不治，
纹青枝紫惊风证，纹紫枝红伤寒病。
肺热脉结红米粒，黑色透辰②伤暑论，
青纹泻痢胃家寒，白色微微却是疳。
枝赤涎潮胸痞膈，黄纹隐隐③困脾端，
枝形恰似垂钓样，风寒二证分其向。
向外伤风有汗形，向内伤寒无汗恙，
关上枝青鱼刺形，惊疳虚风三部分。
枝直悬针青黑色，水惊肺热慢脾并，
枝如水字三关有，咳嗽积滞风疳久。
枝如乙字青红纹，总是惊风慢脾咎，
一曲如环乳食伤，两曲如钩冷之端。
三曲长虫伤硬物，双钩脉样定伤寒，

---

① 终：原作"纹"，据藻文堂本改。
② 辰：指小儿手指气关部位。
③ 隐隐：原作"吮吮"，据五云堂本改。

枝形或若似弯弓，如环如虫又不同。
乱纹十物如川字，食积疳成五脏风。

虎口脉纹五言独步歌

虎口脉纹多，须知气不和，
色青①惊积聚，下乱泻如何？
青黑慢惊发，入掌内吊多，
三关若通度，此候必沉疴②。
青红惊急证，黄黑水伤残，
紫色生惊搐，红筋热在肝。
关中存五色，节节见纹斑，
风关通九窍，色色是风纹。
关中青与白，定是食伤生，
气关从气论，因气便成形。
未过三关节，相逢可贺生，
命关生死路，风气两相攻。
过了三关节，良医总是空，
五指梢头冷，惊来不可当。
梢头如火喷，原因食伤夹，
若逢中指热，必定是伤寒。

① 青：原作"积"，据《幼科指南》改。
② 疴：原作"病"，据藻文堂本改。

中指独自冷，麻痘证相传，
红纹如线样，伤风发搐惊。

右手病在脏，食伤惊积生，
纹见三叉样，生痰夜作声。

有青并有黑，吐泻搐非轻，
赤多因隔食，青是水风伤。

筋纹连大指，阴证候相当，
悬针主泻吐，生花定不祥。

手足软腹胀，吐乳乳之伤，
鱼口鸦声现，犬咬并人伤。

黑时因中恶，白疳黄脾伤，
青色大小曲，人惊并四足。

赤色大小曲，水火①飞禽扑，
黄紫大小曲，伤米面鱼肉。

黑色大小曲，脾风来作搐，
囟门坑陷夭，三关惊透亡。

黑目相冲恶，掌冷亦堪伤，
手足麻冷死，歪斜恐难当。

口意心拽并，气吼此儿亡，
鼻红兼嘴黑，华胥入梦乡。

① 火:藻文堂本作"入"。

五脏主病歌

心经热盛定痴迷，天河推过到阳池，
肝经有病人多痹①，推动脾土病能除。
脾经有病食不进，推动脾土病②必应，
肺受风寒咳嗽多，可把肺经久按摩。
肾经有病小便塞，推动肾水即救得，
大肠有病泄泻多，大肠推抹待如何。
小肠有病小便闭，横门③贩门推可记，
命门有疾元气亏，脾土太阳八卦为。
三焦主病多寒热，天河六腑神仙诀，
膀胱有病作淋疴，肾水八卦运天河。
胆经有病口作苦，只从妙法推脾土，
胃经有病寒气攻，脾土肺金能去风。

掌上诸穴拿法歌

三关出汗行经络，发汗行气是为先，
大肠侧推到虎口，止泻止痢断根源。

---

① 人多痹：藻文堂本作"眼多闭"。

② 病：藻文堂本作"效"。

③ 门：原作"阴"，据藻文堂本改。

脾土曲补直为清，饮食不进此为魁，
泄痢羸瘦并水泻，心胸①痞满也能开。
掐心经络节与离，推离往乾中要轻，
胃风咳嗽并吐逆，此经推效抵千金。
肾水一纹是后溪，推上为补下为清，
小便闭塞清之妙，肾经虚便补为奇。
六腑专治脏腑热，遍身潮热大便结，
人事昏沉总可推，去病犹如汤泼雪。
总筋天河水除热，口中热气并括舌，
心经积热火眼攻，推之即好真秘诀。
四横纹和上下气，吼气肚痛皆可止，
五经能通脏腑热，八卦开胸化痰逆。
胸膈痞满最为先，不是知音莫可传，
水火②能除寒与热，二便不通并水湿。
人事昏沉痢疾攻，疾忙须救要口诀，
天门虎口须当竭，斗肘生血顺是妙③。
一指五指节与推，惊风被唬要须知，
小天心能生肾水，肾水虚少须用意。
贩门专治气发攻，扇门发汗热宜通，

---

① 胸：原作"腑"，据藻文堂本改。

② 水火：五云堂本作"阴阳"。

③ 是妙：原作"景外"，据藻文堂本改。

一窝风能治肚痛，阳池专一治头疼。
二人上马清补肾，威灵卒死可回生，
外劳宫治泻用之，拿此又可止头疼。
精灵穴能医呃气，小肠诸气快如风。

掌面推法歌

一掐心经二劳宫，推推^①三关汗即通，
如若不来加二扇，黄蜂入洞助其功。
侧掐大肠推虎口，螺蛳穴用助生功，
内伤泄痢兼寒疟，肚胀痰呃气可攻。
一掐脾经屈指补，艮震重揉肚胀宜，
肌瘦面若带黄色，饮食随时而进之。
肾经一掐二横纹，推上为清下补盈，
上马穴清同此看，双龙摆尾助其功。
肺经一掐二为离，离乾二穴重按之，
中风咳嗽兼痰积，起死回生便晌时。
一掐肾水下一节，便须二掐^②小横纹，
退之六腑凉将至，肚膨闭塞一时宁。
总筋一掐天河水，潮热周身退似水，
再加水底捞明月，终夜孩啼即住声。

---

① 推：藻文堂本作"上"。
② 掐：原误作"指"，据藻文堂本改。

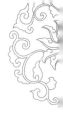

运行八卦开胸膈，气喘痰多即便轻，
贩门重揉君记取，即时饮食进安宁。
眼翻即掐小天心，望上须当掐下平，
望下即宜将上掐，左边掐右右当明。
运土入水身赢瘦，土衰水盛肚青筋，
运水入土膨胀止，水衰土盛眼将睁。
阴阳二穴分轻重，寒热相攻疟疾^①生，
痰热气喘阴重解，无吼无热用阳轻。
运动五经驱脏腑，随时急用四横纹。

掌背穴治病歌

掌背三节驱风水，靠山剿疟少商同^②，
内外间使兼三穴，一窝风止头疼功。
头疼肚痛外劳宫，潮热孩啼不出声，
单掐阳池头痛止，威灵穴掐死还生。
一掐精灵穴便甦^③，口歪气喘疾皆除，
内间外使平吐泻，外揉八卦遍身疏。

---

① 疾：五云堂本作"痢"。
② 同：原作"回"，据五云堂本改。
③ 甦：原作"延"，据藻文堂本改。

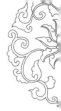

二十四惊推法歌

菟丝惊主口括舌，四肢冷软心家热，
推上三关二十通，清肾天河五十歇。
运卦分阴亦三十，二十水底捞明月，
葱水推①之蛤粉擦，手足中心太阳穴。
洗口米泔仍忌乳，顷刻其惊潜咸灭。

马蹄惊主肢向上，四肢乱舞威风吓，
推上三关五十通，三次掐手五指节。
补脾运卦四横纹，各加五十无差迭，
走磨摇头三十遭，天门入虎神仙诀。
姜水推之生冷忌，上马揉之汗不歇。

水泻惊主肚中响，遍身软弱嘴唇白，
眼翻寒热不调匀，推上三关加半百，
补脾运卦五十遭，天门入虎一②次诀，
横纹四十斗揉十，大蒜细研重纸隔，

① 葱水推：医者用葱白汁和水蘸湿手指，施行手法。《小儿推拿广意》："春夏用热水，冬秋用葱姜水，以手指蘸推之。"
② 一：藻文堂本作"三"。

敷脐太久小片时，风乳饮食皆忌得。

鲫鱼惊主吐白沫，肢摇眼白因寒唬，
十三关上好追求，肺经走磨五十歇，
八卦四十横纹二，四次掐手五指节，
上马三遭茶洗口，蛤粉涂顶惊自灭。

乌纱惊主唇肢黑，面有青筋肚作膨，
食后感寒风里唬，三关五十逞奇能。
运卦补脾并补肾，半百还揉二扇门，
分阴二十横四十，二十黄龙入洞增。
麝香推罢忌乳风，虚汗来多补① 土行。

乌鸦惊大声即死，眼闭口开手足舞，
此是痰多被唬惊，三关二十应无苦，
推肺运卦分阴阳，补肾横纹五十主，
按弦走磨只三次，天心一掐葱姜补，
细茶洗口取微汗，蛤粉涂顶忌乳风。

肚胀惊气喘不宁，青筋裹肚眼翻睛，
此子只缘伤乳食，二十三关即效灵，

————————————

① 补：原作"清"，据藻文堂本改。

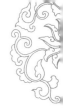

大肠阴阳并八卦，补脾补肾半百匀，
天门虎口只三次，五十横文最有情，
二十水底捞明月，葱姜推取汗频频，
捣葱用纸重包裹，敷向胸前忌乳风。

潮热惊多生①气喘，口渴昏迷食感寒，
推关六腑各六十，河水阴阳四十完，
八卦横文须半百，三次天门入虎看，
姜葱推汗泔洗口，茱萸灯草脚心安。

一哭一死惊夜啼②，四肢掣跳起登时，
有痰伤食仍伤热，八卦三关二十施。
分阴阳清天河水，六腑清凉半百奇，
横文四十推盐水③，薄荷煎汤口洗之。
生冷乳时须禁忌，搽胸用蛤更敷脐。

缩纱惊至④晚昏沉，人事不知口眼掣，
痰证三关四十推，八卦三十肾二百，

---

① 生：原作"正"，据藻文堂本改。
② 惊夜啼：即"夜惊啼"，病名。
③ 推盐水：以手蘸盐水推。
④ 至：原脱，据藻文堂本补。

虎口阴阳五十匀，指节一百为真诀，
揉脐一十麝香推，蛤搽手足风忌得，
研茶作饼内间敷，洗口还须汤滚白。

脐惊风主口吐沫，四肢掣跳①手拿拳，
眼翻偏视哭不止，三关一十问根源，
运卦清金并补肾，龙戏珠皆②五十圆，
指节数番姜水抹，米泔须用洗丹田。

慢惊咬牙眼不开，四肢掣跳脾虚是，
八卦三关五十通，天门指节数番治，
补肾五十走磨，天心揉之风乳忌③。

急惊掐拳四肢掣，口歪惊主感风寒，
一十三关五十腑，补肾推横五十完，
运卦走磨加二十，威灵掐穴汗漫漫，
推时更用葱姜水，洗口灯心忌乳寒。

弯弓惊主肢向后，肚仰上哭不出声，

---

① 掣跳：原作"口晚"，据藻文堂本改。
② 皆：原作"首"，据藻文堂本改。
③ 忌：原作"温"，据藻文堂本改。

痰积三关推二十，五十须当把肺清，
入水走磨加数次，一十天门入虎真，
麝香水推荷洗口，百草霜敷治噤声。

眼睛向上天吊惊，哭声大叫鼻流清，
清肺推关并运卦，推横补土又分阴。
各加五十无差别，走磨二十掐天心，
推用葱姜尤忌乳，宗因水唬致惊深。

内吊咬牙苦寒战，掐不知疼食后寒，
推关清肾仍清肺，补土五十一般般。
天门虎口加二十，摘果猿猴半百完，
推用麝香甘草洗，忌风生冷乳兼寒。

胎惊落地或头软，口噤无声哑子形，
胎毒推关兼补肾，补土①清金半百勤。
横文二十威灵掐，虎口天门数次灵，
灯火顶头烧一焦，涌泉一焦便安宁，
葱姜推后应须退，不退应知是死形。

月家惊撮口拿拳，眼红不响抹三关，

① 土：原脱，据藻文堂本补。

横文阴阳皆二十,运卦清金半百玄①。
取土入水运数次,指节数次二人连,
葱姜推后灯心洗,蛤粉敷两太阳边。

盘肠②气喘作膨胀,人形瘦弱肚筋青,
脏寒运卦推关上,指节横文补肾经,
补脾五十天心掐,外劳揉之立便轻,
艾饼敷脐葱水抹,麝香搽向脚中心。

锁心惊主鼻流血,四肢冷软火相侵,
推关补肾天河水,运卦天门五十真。
清肺分阴各二十,米泔洗口麝香淋,
蛤粉细研搽两额,还敷手足两中心。

鹰爪③掐人眼向上,哭时寒战眼时光,
肺风被吓仍伤食,二十三关分阴阳,
清金补土横文等,各推五十用生姜,
走磨入土皆数次,取肝灯心洗口汤。

① 玄:原作"么",据藻文堂本改。
② 盘肠:即盘肠痧,病名。
③ 鹰爪:即鹰爪惊,病名。

吐逆四肢冷肚响①,吐乳须知胃有寒,
三关阴阳各二十,清金清肾四横文。
八卦各皆加半百,数次天门虎口完,
十揉斗肘椒葱汁,茱萸蛤粉脚心安。

撒手惊主手足掣,咬牙歪口被风吓,
心热推关②二十通,运卦资脾加半百,
横文指节及天门,各加数次为准则,
走磨一十葱姜推,取汗微微惊憚③歇,
仍将蛤粉搽手心,洗口茱萸须记得。

袒手惊主手袒下,眼黄口面黑紫青,
舌动只因寒水唬,五十三关把肺清。
补肾横文入虎口,八卦天河半百经,
入水数次姜推汗,麝香敷向涌泉真,
洗口细茶忌风乳,却能起死致安宁。

---

　①吐逆四肢冷肚响:按此节非二十四惊之数,或
杂病推拿歌误书于此,应移"看地惊"之后。
　②关:原作"开",据藻文堂本改。
　③憚:五云堂本作"自"。

看地惊主眼看地，手掐①拳时心热真，
八卦横文皆五十，三关一十掐天心，
虎口贩门皆数次，葱姜洗口用灯心。

肚痛三关推一十②，补脾二十掐窝风，
运卦分阴并补肾，揉脐入虎口中心，
各加五十掐指节，斗肘③当揉二十工，
艾敷小肚须臾止，虎口推完忌乳风。

火眼三关把肺清，五经入土捞明月，
各加二十斗肘十，清河退腑阴④阳穴，
五十横文十戏珠，两次天河五指节。

气肿天门是本宗，横文水肿次详阅⑤，
虚肿肚膨用补脾，此是神仙真妙诀。

---

① 掐：原作"埋"，据五云堂本改。

② 肚痛三关推一十：按自此以后，乃属杂证推拿歌，当另立标题，因原书未立，故仍其旧。

③ 肘：原作"腑"，据藻文堂本改。

④ 阴：原作"水"，据文义改。

⑤ 阅：原作"关"，据藻文堂本、保仁堂本改。

黄^①肿三关并走磨，补肾皆将二十加，
补土横文皆五十，精灵一掐服山楂，
推时须用葱姜水，殷勤脐上麝香搽。

走马痘从关上推，赤凤阴阳一十归，
清河运卦兼捞月，各加五十麝香推，
烧过倍子同炉底，等分黄连作一推^②。

头痛一十响三关，清土分阴并运卦，
横文及肾天河水，太阳各安五十下，
阳池一掐用葱姜，取汗艾叶敷顶他^③。

痰疟来时多战盛，不知人事极昏沉，
阴阳清肾并脾土，五十麝香水可寻，
走磨横文各二十，桃叶将来敷脚心。

食疟原因人瘦弱，不思饮食后门开，
一十三关兼走磨，补土横文五十回，
斗肘一十威灵掐，上马天门数次归。

卷
一
031

----

① 黄：原作"气"，据藻文堂本改。
② 推：藻文堂本作"堆"。
③ 他：保仁堂本作"上"。

邪疟无时早晚间，不调饮食致脾寒，
上马三关归一十，补脾补肾掐横文，
五十推之加斗肘，威灵三次劝君看，
阴阳二关须详审，走气天门数次攒。

白痢推关兼补脾，各加五十掌揉脐，
阴阳虎口仍揉肘，二十清肠取汗微，
葱姜少用揉龟尾，肚痛军姜^①贴肚皮。

赤痢三关推一十，分阴退腑及天河，
横文五十皆相等，揉掌清肠龟尾摩，
半百各加姜水抹，黄连甘草起沉疴。

痢兼赤白抹三关，阴阳八卦四横文，
龟尾大肠揉掌心，揉脐五十各相安，
葱姜推罢忌生冷，起死回生力不难。

痞痢推关补脾土，五节横文二十连，
退腑一百盐揉否，螺蛳艾叶及车前，
细研敷向丹田上，白及将同牛肉煎。

① 姜：原作"堂"，据藻文堂本改。

热泻推肠退六腑，八卦横文及掌心，
揉脐五十同清肾，姜水推之立便轻。

冷泻推关及大肠，运卦分阴补肾乡，
各加五十推姜水，走磨指节并脐旁，
掌心数次同龟尾，此是先贤治泻方。

伤寒潮热抹三关，六腑阴阳八卦看，
清肾天河加五十，数次天门入虎钻，
五指节当施五次，葱姜推罢立时安。

泄法天河捞明月，数番六腑五指节，
螺蛳荶首贴丹田，大泻大①肠真妙诀，
小便不通用蜜葱，作饼敷囊淋自②泄，
若将捣烂贴丹田，此法能通大便结。

验证加减法

小儿初生月，胸膈手频③翻，此病号领

---

① 大：原脱，据保仁堂本补。
② 自：原作"有"，据藻文堂本改。
③ 频：原作"类"，据藻文堂本改。

隔,父母惜儿难。

心中有痰,气不转,面黄、眼直视、不食,肚上青筋,用滚痰丸一衍数①。用石膏烧过,末,蜜汤下。

小儿初生月,肢体瘦无涯,头角毛稀少,原因鬼主胎。

小儿初生月,七孔血流鲜,指甲唇毛缺,胎中损莫②收。

小儿初生月,两眼烂其弦,此证胎中热,惊风最是先。

此肝经有热,眼目赤肿,鼻气急,口吐严痰,先服滚痰丸;后用寒水石方,四黄散治之,切不可点。

小儿初生月,啼哭作鸦声,泻下如蓝色,胎中更积惊。

此心中有惊,拿③十二经络,服镇惊丸,薄荷汤下。后用桃红散,灯心汤下。

小儿初生月,吐乳热中胎,不识常乳

---

① 一衍数:原脱"一"字,据藻文堂本补。一衍数,据《周易》,大衍之数五十,其用为四十九。

② 莫:原作"草",据藻文堂本改。

③ 拿:原作"数",据藻文堂本改。

哺^①，原因是吐来。

此儿受寒，眼目青，四肢冷，先吐，后泻，用通关散吹入鼻中，次用捉虎丹治上；泻后，用平胃散治下。

小儿翻吐后，揸热气长呼^②，此病知医疗，其原号胃虚。

此体弱，元气虚，不思饮食，肌肉不生，益黄散治之。

小儿惊吐后，食物不过喉，目定浑身肿，看看命不留。

小儿惊热重，吐泻后心烦，赤点连皮肿，医人仔细看。

吐泻后，热泄，阳发在外，不能退热，先拿经络，后用姜汤磨滚痰丸。定揸用开^③关散吹入鼻中。

小儿初得病，体热目^④反张，父母忧惊死，医人见识长。

---

① 哺：原作"补"，据五云堂本改。

② 呼：藻文堂本、保仁堂本均作"吁"。

③ 开：原作"通"，据藻文堂本及后方名改。

④ 目：原作"者"，据文义改。藻文堂本作"目，者反"，保仁堂本作"目皮"。

拿左手右足，用通关散吹之。

小儿惊积后，最要补肠中，此病虚中积，久病更如脓①。

肚腹溏泄无常，有积。滚水下千金丸，后用平胃散补之。

小儿惊泄久，眼慢困沉沉，手足时加搐，良医谓慢惊。

泄久脾虚，睡卧不醒，属内寒矣，与急惊相似，不可用凉药。用姜汤磨牛黄丸，后用益黄散治之。

小儿惊泄后，偃塞若风瘫，此气为中疔，医人仔细看。

此证难识，先用开关散吹之，不开，不治；开则用降痰丸治下。

开关散　细辛　麝香　皂角

小儿沉久病，慢慢患无时，欲死频②来去，经云号慢脾。

眼目望上，即同天吊惊风，先服滚痰丸，后用寒水石治之。

---

① 脓：原作"浓"，据澡文堂本改。

② 频：原作"颇"，据保仁堂本改。

小儿惊风重,走注四肢瘫,作热时加搐,惊来泪不干。

四肢无力,日夜啼哭,拿十二经络,用灯心汤送牛黄丸。

小儿肠冷①后,时热后加惊,咳嗽痰成壅,看看啼没声。

眼珠黄,心中痰结,声气闭塞,用黄荆子汤下滚痰丸。热退,用伏龙肝煎汤,下山豆根、青礞石,即愈。

小儿初生月,噤口病非轻,吃乳频吐沫,须令父母惊。

此名噤风,口噤、眉蹙、面红、大声。三日去脐,作脐风论,风在皮,洗药治之。

小儿初生月,腹紧哭声长,此气胎中受,经云号锁阳。

此腹紧,作夜啼,用灯心膏汤治之。

小儿初生月,舌缩哭声沉,愚者何能识?惊痰上锁心。

此痰与积病相同,用滚痰丸治之。

---

① 冷:原脱,据藻文堂本补。

十二手法主病赋

黄蜂入洞治冷痰，阴证第一；水底捞明月主化痰，潮热无双；凤凰单①展翅，同乌双龙摆尾之功；老翁绞罾②，合猿猴摘果之用；打马过天河，止呕兼乎泻痢；按弦走搓磨，动气最化痰涎；赤凤摇头治木麻；乌龙摆尾开③闭结；二龙戏珠，利结止搐之猛将；猿猴摘果，祛痰截疟之先锋；飞经走气专传送之；天门入虎之能血也④。

十二手法诀

黄蜂入洞法：大热。一掐心经，二掐劳宫，先开三关，后做此法。将左右二大指先分阴阳，二大指并向前，众小指随后，

---

①单：原作"丹"，音近致误，据下文"十二手法诀"改。

②罾（zēng 增）：用竹竿或木棍做支架的方形鱼网。

③开：原作"关"，据文义改。

④血也：原脱，据藻文堂本补。

一撮一上,发汗可用。

水底捞明月法:大凉。做此法,先掐总筋,清天河水,后以五指皆跪,中指向前,众指随后,如捞物之状,以口吹之。

飞经①走气法:化痰,动气。先运五经文,后做此法。用五指开②张,一滚一笃,做至关中,用手打拍乃行也。

按弦走搓磨法:先运八卦,后用二大指搓病人掌、三关各一搓;二指拿病人掌,轻轻慢慢如摇,化痰甚效。

二龙戏珠法:用二大指、二盐指③并向前,小指在两旁,徐徐向前,一进一退,小指两旁掐穴,半表里也。

赤凤摇头:此法将一手拿小儿中指,一手五指,攒住小儿斗肘,将中指摆摇,补脾、和血也(中指属心,色赤,故也)。

乌龙摆尾法:用手拿小儿小指,五指攒住斗肘,将小指摇动,如摆尾之状,能开

① 经:原作"轻",据保仁堂本改。

② 开:原作"关",据文义改。

③ 盐指:即食指。

闭结也（小 ① 指属肾水,色黑,故也）。

猿猴摘果法:左手大指、食指交动,慢动;右手大指、食指,快上至关中,转至总筋左边,右上至关上。

凤凰单展翅法:热。用大指掐总筋,四指皆伸在下,大指又起,又翻四指,如一翅之状。

打马过天河:温凉。以三指在上马穴边,从手指 ② 推到天河头上,与捞明月相似（俗以指甲弹响过天河者,非也）。

天门入虎口法:右手大指掐小儿虎口,中指掐住天门,食指掐住总筋,以五指攒住斗肘,轻轻摇动,效。

寸口脉诀歌

小儿有病须凭脉,一指三关定其息,
浮洪风盛数多惊,虚冷沉迟定有积。
小儿一岁至三岁,呼吸须将八至看,

---

① 小:原作"中",据藻文堂本改。
② 指:藻文堂本作"背"。

九至不安十至困,短长大小有形千①。
小儿脉紧是风痫,沉脉须知乳化难,
腹痛紧弦沉是②秘,沉而数者骨中寒。
小儿脉大多因热,沉细原因乳食结,
弦长多③隔肝风,紧数寒惊四肢掣。
浮洪胃口似火烧,沉疴④腹中痛不歇,
虚滞有气更兼风,肺𥇦⑤多痢大肠血。
脏腑三部脉来分,但以浮沉迟数则,
风痰疾喜迟而浮,急大洪数儿不瘳。
紧大邪气风痫作,弦急寒邪风冷求,
寒疟脉弦而带迟,热疟脉弦而带数。
下痢之脉喜细微,浮大见时难用药,
吐泻顺脉小而微,乳后辄吐脉乱宜。
中暑霍乱喜浮大,最嫌沉细与沉迟,
急惊之脉弦数急,慢惊之脉宜沉细。
疳积诊时洪大宜,沉细必然无药治,
水肿浮大得延生,细沉难以望安宁。

① 千:原作"于",据藻文堂本改。
② 是:藻文堂本作"宜",保仁堂本作"实"。
③ 多:此后据文体疑脱一字。
④ 疴:原作"痛",据藻文堂、保仁堂本改。
⑤ 𥇦:原作"孔",据文义改。

吐衄腹痛沉细吉，浮数弦长药不灵，
紧①数细快无他疾，沉缓不能消乳食，
气喘身热宜滑净，脉涩四肢寒者危。

入门先知诀

生死入门何处断，指头中用掐②知音，
此是小儿真妙诀，更于三部看何惊。

---

① 紧：原作"暨"，据藻文堂本改。
② 掐：原作"指"，据藻文堂本改。指医者用手
指掐病儿中指尖，若有声，惊叫者生，无声，不叫者
不治。

虎口三关察纹^①图

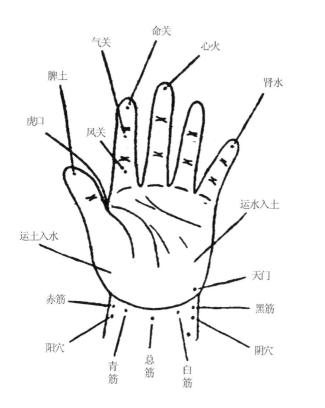

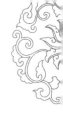

　　紫热红伤寒，青筋白是疳，黑时为中恶，黄即困脾端。

――――――――

　　① 纹：原作"脓"，据文义改。

三关青：鸟兽惊。浮因风受,沉因食受。

三关赤：水惊。浮因风受,沉因食受。

三关黑：是人惊。浮热在外,沉热在内。

流珠形：主[1]膈热,三焦不和,饮食欲吐,欲泻,肠鸣,白痢[2],烦躁,啼哭。

如环珠形：主气不和,脾胃虚弱[3],肚腹虚痛[4],虚烦[5]作热。

长珠形[6]：夹积,伤滞,肚腹疼痛,饮食不化。

① 主:此后《小儿推拿广意》有"夹食"。

② 白痢:《小儿推拿广意》作"自利"。

③ 弱:此后《小儿推拿广意》有"饮食伤滞"。

④ 虚痛:藻文堂本作"膨胀"。《小儿推拿广意》作"心腹膨胀"。

⑤ 虚烦:《小儿推拿广意》作"烦闷"。

⑥ 长珠形:《小儿推拿广意》云:"如夹积食,肚腹疼痛,或发寒热,胁肋膨胀,饮食不化,虫动不安。"

S 环形①：主肝脏有病，积聚，吐逆。

双钩形②：主伤寒。

如环形③：有独脚者，伤冷。

两曲如钩者④：是伤物。

三曲如长虫者⑤：伤硬物。

四曲虫形⑥：疳病，积聚。

①S 环形：《小儿推拿广意》云："此形如环，见风关，主肝脏疳，有积聚；气关，主疳入胃，吐逆，不治；命关，无药可治。"

②双钩形：《小儿推拿广意》云："双钩脉者，即是伤寒。"

③如环形：《小儿推拿广意》云："此形如环，有脚者，是伤食。"

④两曲如钩者：《小儿推拿广意》云："如形两曲交连者，主风候。"

⑤三曲如长虫者：《小儿推拿广意》云："三曲透命关，主惊风，死。"

⑥四曲虫形：《小儿推拿广意》云："此形如曲虫。在风关，三疳积聚，饱膈，肚大；气关，主大肠秽积；命关，主心脏传肝，难治。"

来蛇形①：主中脘不和，积气攻刺，脏腑不宁，干呕。

去蛇形②：主脾胃虚弱，及冷泄泻，神困。

弓反里形③：主感受寒热邪，头目昏重，心神惊悸，四肢作倦，有积，小便赤色。

弓反外形④：主痰色热，心神恍惚，夹食，作热，惊痫证。

枪形⑤：主邪热，痰盛生风，发搐，

① 来蛇形:《小儿推拿广意》云："来蛇形，主中脘不和，积气攻刺，饮食不下，疳气欲传，脏腑不宁，膨满，干呕。"

② 去蛇形:《小儿推拿广意》云："去蛇形，主脾胃虚弱，食积、吐泻、烦躁、气粗、渴烦、喘息，饮食不化，神困多睡。"

③ 弓反里形:《小儿推拿广意》云："弓反里形，主感受寒邪，头目昏重，心神惊悸，沉默倦怠，四指稍冷，咳嗽多痰，小便赤色。"

④ 弓反外形:《小儿推拿广意》云："弓反外形，主痰热，心神不宁，睡卧不稳，身体作热，夹惊、夹食，风痫等证。"

⑤ 枪形:《小儿推拿广意》云："枪形，主邪热，痰盛，精神恍惚，睡不安稳，生风，发搐，惊风传受。"

惊风。

似鱼骨形^①：主痰盛。

水字形^②：主惊，热积，烦躁，心神迷闷，夜啼，痰盛，口噤，搐搦。

乙字形^③：主肺受惊，慢脾。

似针形^④：主心肺受热，热^⑤极生风，惊悸，烦闷，神困，不食，痰盛，搐搦。

凡诸纹三关通度，俱皆恶候。然不越惊、热、风、痰而已。

运水入土：能治脾土虚弱，小便赤涩。

① 似鱼骨形：《小儿推拿广意》云："鱼骨形，主惊风痰热证候。速宜截风化痰，利惊退热，若失于治，必变他证。"

② 水字形：《小儿推拿广意》云："水字形在风关，主惊风入肺，咳嗽、面赤；气关，主膈有虚涎，虚积停滞；命关，主惊风、疳疾、危笃。"

③ 乙字形：《小儿推拿广意》云："风关如乙字形，主肝脏惊风，易治；气关如乙字形，主惊风；命关如乙字形，青黑色，难治。"

④ 似针形：《小儿推拿广意》云："针形，在风关，青黑色，主水惊；气关，赤色，主疳积；命关有五色者，及通度三关，主急慢惊风，难治。"

⑤ 热：原作"上"，据藻文堂本改。

如脾土虚，泻痢，即运土入水；如小便赤涩，即运水入土。

总筋：属土，总五行，以应脾胃。主温热，外通贩门，周流一身，壅塞①之证及诸惊皆掐此。

赤筋：属火，以应心、小肠。主霍乱作寒，掐此。

青筋：阳木，以应肝、胆。主温和，通两目，赤涩、红生、多泪掐此。

白筋：浊阴，属金，以应肺、大肠。通一身之窍，微凉。胸膈痞满，头昏，生痰，退热掐此。

黑筋：重②阴，属水，应肾、膀胱，通两耳。主冷气、尪羸、昏沉，掐此。

---

① 壅塞：原作"疟寒"，据藻文堂本改。
② 重：原脱，据藻文堂本补。

掌面诸穴图

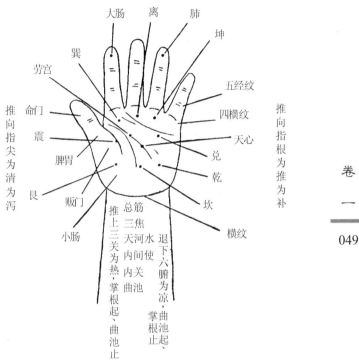

掐心一节及劳宫,推三关:能出汗,后做黄蜂入洞(心,在中指)。

内劳宫:屈中指尽处是穴,发汗用。

天河水:在总筋下三指。掐总筋,清

天河水,水底捞明月,治心经有热。

横纹掐至中指尖:主吐(横纹在掌尽处)。

无名指①:属肺,掐肺一节及离宫节,止咳嗽;离至乾中,要轻。

小指:属肾,掐肾一节、小横纹、大横纹,退六腑,治小便赤涩。

运五经纹:治五脏六腑气不和。

运四横:和上②下不足之气,气急,气喘,腹肚疼痛。

大指:属脾,掐脾一节,屈指,为补。小儿虚弱,乳食不进。

贩门:在大指节下五分,治气促,气攻。贩门推向横纹,主吐;横纹推向贩门,主泻。

横纹:两旁乃阴阳二穴。就横纹上,以两大指中分,望两旁抹,为分阴阳。肚胀,腹膨胀,泄泻,二便不通,脏腑虚,

---

① 指:原脱,据文义补。

② 上:原作“土”,据藻文堂本改。

并治。

运八卦:开胸膈之痰结。左转止吐,右转止泻。

天心穴:乾入寸许,止天吊惊风,口眼歪斜,运之效。

虎口对天门:推之名天门入虎口。推后,二指拿定二穴,一指掐住总筋,以手揉斗肘是也。

清天河,分阴阳,赤凤摇头,止夜啼。

掐中指一节及指背一节,止咳嗽。

掌背穴图

掐五指背一节:专治惊吓,醒人事,百病离身。

掐大指少商穴:治湿痰、疟、痢。

靠山穴:在大指下掌根尽处腕①中。能治疟疾、痰壅。

威灵穴:在虎口下两旁,岐有圆骨处。遇卒死证,摇掐即醒,有声则生,无声

---

① 腕:原作"婉",据保仁堂本改,下同。

则死。

一扇门、二扇门：在中指两旁夹界下半寸是穴。治热不退，汗不来。掐此，即汗如雨，不宜太多。

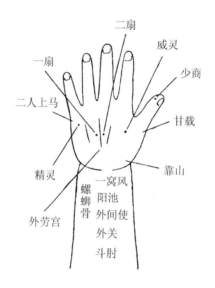

精灵穴：在四指、五指夹界下半寸。治痰壅、气促、气攻。

二人上马：在小指下里侧，对兑边是穴。治小便赤涩，清补肾水。

外劳宫：在指下，正对掌心是穴。治粪白不变，五谷不消，肚腹泄泻。

一窝风:在掌根尽处腕中。治肚①痛极效,急慢惊风。又一窝风掐住中指尖,主泻。

　　阳池穴:在掌根三寸是。治风痰,头痛。

　　外运八卦:能令浑身酥通。

脚上诸穴图

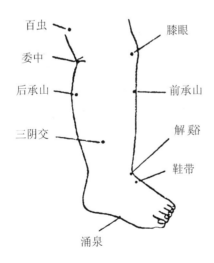

　　膝眼穴:小儿脸上惊来,急在此掐之。

---

　　①肚:原脱,据藻文堂本补。

前承山穴①：小儿望②后跌，将此穴久掐，久揉，有效。

解溪穴：又惊、又吐、又泻，掐此即止。

鞋带穴：小儿望后仰，掐此效。

若小儿惊急，掐人，眼光掣跳，寒战咬牙，将大指一节久揉即止。掐左足、右手，又将手中指一节掐③三下。

揉龟尾并揉脐：治水泄、乌痧膨胀、脐风急慢等证。

后承山穴：小儿手足掣跳，惊风紧急，人④将口咬之，要久，令大哭方止。

仆参穴：治小儿吼喘，将此上⑤下掐，必⑥然苏醒。如小儿急死，将口咬之则回生，名曰老虎吞食。

① 前承山穴：即与承山穴相对之处。

② 望：为"往"之借字。后同。

③ 掐：原脱，据藻文堂本补。

④ 人：藻文堂本作"快"。

⑤ 上：此后藻文堂本有"推"字。

⑥ 必：藻文堂本作"自"。

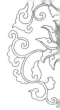

五色不治歌

青色如针两目下，良医也须怕。
忽然腹痛面青时，何必更求医。
青色横目及入耳，此证应知死。
赤侵眉间死无疑，七日可为期。
青色如针入口里①，报君三日已。
黑色遮眉入绕目，命殂何太速！
黑起眉间也不良，十日定知亡。
人中黑色入口里，必做黄泉鬼。
眼目自闭睁不开，死信也将来。
水肿之病目轮黑，报道肾经绝。
久咳唇白及绕颐，死日不多时。
孩童吐血鼻塞白，命殂求不得。
久病忽然面似妆，不久见阎王。
目陷无光兼直视，祸从三朝至。
更有瞳仁不转动，休将良药用。
口噤全然不进乳，此病必难许。
泻下之物如瘀血，此儿休望活。
痢久不食又咬人，将与鬼为邻。

---

① 里：原作"重"，据藻文堂本改。

泻痢不止热又生，如何想命回。

久吐不止止又吐，此病入鬼数。

耳内生疮黑斑出，医人休用术。

下粪黑色不止时，不必望生期。

久嗽四肢皆厥冷，办起棺木等。

小儿腹胀喘又粗，终须向死途。

这般诸恶证，枉费用工夫。

小儿牙关紧闭，将夹车穴揉之，自开。

正面部位歌

中庭与天庭，司空及印堂，

额角方广处，有病定存亡。

青黑惊风急，体和滑泽光，

不可陷兼损，唇黑最难当。

青甚须忧恐，昏暗亦堪伤，

此是命门地，医师要较量。

额上属心，鼻准属土，左腮属肝，右腮属肺，下颏属肾。

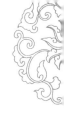

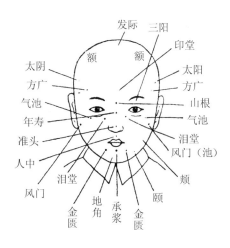

发际　三阳
印堂
额　　额
太阴　　　　　　　　　　太阳
方广　　　　　　　　　　方广
气池　　　　　　　　　　山根
年寿　　　　　　　　　　气池
准头　　　　　　　　　　泪堂
人中　　　　　　　　　　风门（池）
泪堂　　　　　　　　颊
风门　　　　　　　　颐
金匮　地角　承浆　金匮

天吊惊,眼向上不下,将两耳珠望下
一扯一搯,即转。

　　　肝惊起发际,肝积在食仓,
　　　肝冷面青白,肝热正眉端。
　　　脾惊正发际,脾积唇应黄,
　　　脾冷眉中岳,脾热太阳①侵。
　　　肺惊发鬓赤,肺积发际当,
　　　肺寒人中见,肺热面腮旁。

――――――――

　　① 太阳:原作"大肠",据五云堂本、保仁堂
本改。

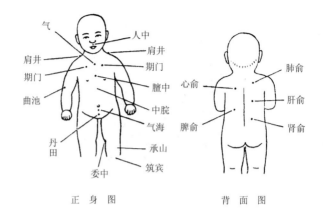

正身图 背面图

气　人中
肩井　肩井
期门　期门
曲池　膻中
　　中脘
丹田　气海
委中　承山
　　筑宾

肺俞
心俞　肝俞
脾俞　肾俞

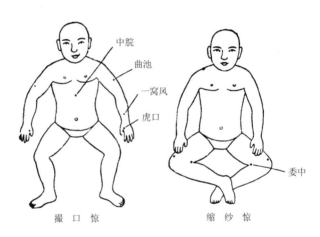

撮口惊 缩纱惊

中脘
曲池
一窝风
虎口

委中

肾惊穴耳前，肾积眼包相，

肾冷额上黑，肾热赤食仓。

心惊[①]在印堂，心热额角荒，

心冷太阳位,心热面颊妆。

撮口惊:服乳即吐,人事昏沉。急须用灯火断①曲池各一焦,虎口各一焦,一窝、中脘②各七焦。

缩纱惊:日轻夜重,人事昏迷,四肢软如坐地。用桃皮、生姜、飞盐、香油、宫粉和匀推之。两膝、委中、内关穴上、猪尾骨上,各用灯火断之。

急惊风③:双眼翻白,青筋,气吼,撮口,吐沫即死者,急惊风也。用灯火断眉心一焦,鼻梁一焦,心演一焦,两手总筋各一焦。两足鞋带穴各一④焦。以生姜、香油热推之。

慢惊风:盖因逐日被唬,雨湿所伤,惊恐所致。露睛,昏睡,咬牙,口歪,心间迷闷,多于吐泻后得之。掐住眉心良久,太阳、心演推之,灯火断眉心、心演、虎口、涌

---

① 断:为"煅"之借字。下同。

② 脘:原作"腕",据文义改。

③ 急惊风:原脱,据上下文例及图解补。

④ 一:原脱,据藻文堂本补。

泉穴各一焦,香油调粉推^①之。

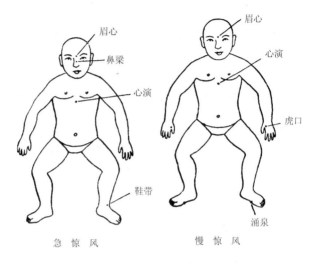

急 惊 风　　　　　　慢 惊 风

膨胀惊:寒热不均,有伤脾胃,饮食太过,胃不克化,气吼、肚膨、肚上青筋、两眼翻白。用灯火断心演内三焦,囟门三焦,肚脐四焦,两膝二焦,鞋带各一焦,总筋各一焦。

鲫鱼惊:因寒受风,痰涌结,吼气不绝,口吐白沫,四肢舞,眼白。用灯火断虎

①　推:原脱,据藻文堂本补。

口各一焦,信门^①四焦,口角上下^②四焦,心演内一焦,脐下一焦。

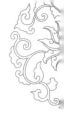

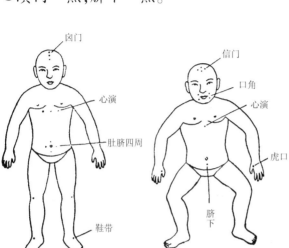

膨 胀 惊　　　　　　　鲫 鱼 惊

夜啼惊:又名肚胀惊。肚上青筋,腹胀如鼓,哭声大叫,一哭一死,手足热、跳。用生姜、潮粉、桃皮、飞盐推,灯火断眉心一焦,平心三焦,太阳各一焦,信门四焦,喉下一焦。

脐风惊:多在三朝一七内发,五脏冷

① 信门:囟门别称,下同。

② 下:原作"上",据图解部位改。

寒,肚腹作胀,两口角起黄丹,口内、心演有白泡疮,挑破出血,效。灯火断信门四焦,喉下一焦,心平三焦。

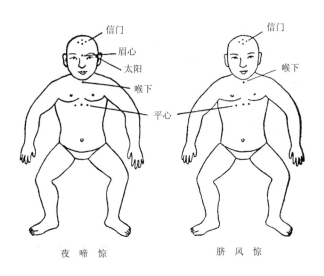

夜啼惊　　　　　　　　脐风惊

挽弓惊:因饮食或冷或热,伤脾胃,失调理,冷痰① 涌于肺经。四肢向后仰上,哭不出声,两眼密闭②,如挽弓之状。灯火断青筋缝上七焦,喉下三焦,绕脐四焦,鱼肚一焦。

---

① 痰:原作"疾",据文义改。
② 闭:原作"开",据文义改。

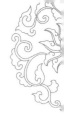

胎惊：因孕母食荤毒之物，受劳郁之气，落地或硬、或软，眼不开，如哑子形，是母腹中受胎毒也。断背脊筋缝上七焦，顶上三焦，喉下三焦，绕脐四焦，涌泉各一焦。

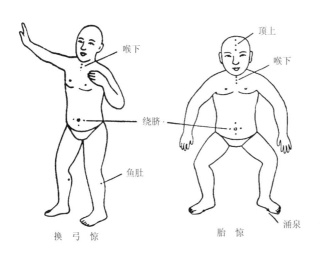

换弓惊　　　　　　胎惊

乌鸦惊：因食乳哺被嗁，或吃冷物伤荣卫。大叫一声一死，眼闭，一掣一跳，闻响即嗁，心经有热。用老鸦蒜烧过，车前草擂水服。灯火断信门、口角各四焦，肩井、斗肘、手掌各一焦，心演、鼻梁、鞋带一焦。一方：老鸦蒜烧为末，心窝擦之。

乌缩惊：因食生冷太过，或迎风食乳，血经变成瘀，行遍身，四肢黑，肚上青筋过脐，腹胀，唇黑，内有寒，主吐泻。用灯火断青筋缝上七焦，立效。

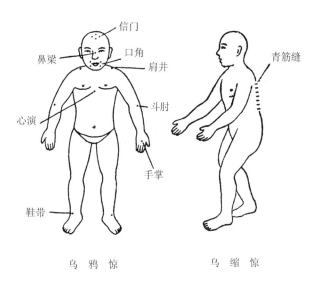

信门
口角
鼻梁
肩井
斗肘
心演
手掌
鞋带

乌鸦惊

青筋缝

乌缩惊

月家惊：因母当风睡卧，或月内受风，痰涌心口，落地眼红、撮口、捏拳、头偏左右，哭不出声，肚腹青筋，气急。灯火断胸前七焦，绕脐四焦，青筋缝上七焦，百劳穴二焦。

天吊惊:因母与之风处乳食所伤,风痰经于胃口,头后仰,脚后伸,手后称①,眼翻白向上。灯火断信门四焦,肩井二焦,总筋、鞋带各一焦,喉下二焦,绕脐四焦。用鹅一只,扎在伞下,扎住鹅嘴,取涎饮之,效。

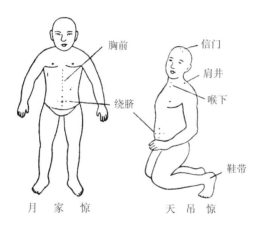

胸前

绕脐

信门

肩井

喉下

鞋带

月　家　惊　　　　天　吊　惊

肚痛惊:因食生冷过多,乳食所伤,脏腑大寒。身软弱,口角白,眼翻,四肢冷,腹内痛,身发颤。用灯火断肚脐四围四焦。

① 称:疑为"撑"之误。

看地惊：因乳食受伤，夜眠受惊，饮食冷热不调。两眼看地，一惊便死，手捏拳，头垂不起，口歪，咬牙。用灯火断喉下三焦，信门四焦，绕脐四焦。

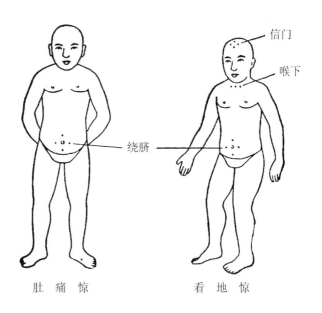

信门

喉下

绕脐

肚痛惊　　　　　　　　　看地惊

潮热惊：因失饥伤饱，饮食不纳，脾胃虚弱，遍身潮热，脚向后乱舞，用灯火断手上螺蛳骨①一焦，虎口一焦，绕脐四焦。

蛇丝惊：因食无度，口拉舌，四肢冷，

① 手上螺蛳骨：即尺骨突出处。

口衔母乳，一喷一口青烟，肚上青筋起，气急。用灯火断胸前六焦，小便头上掐之，用蛇蜕①四足缠之，便好。

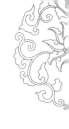

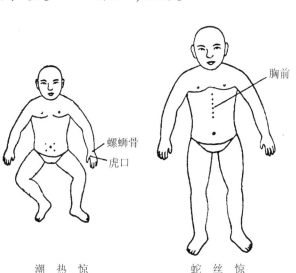

潮　热　惊　　　　　　蛇　丝　惊

马蹄惊：因与荤毒之物食之，热于脾胃，头向上，四肢乱舞，如马举蹄。天心穴掐之，心经掐之，用灯火断两掌心并肩井各一焦，喉下三焦，脐下一焦。

鹰爪惊：因乳食受惊，夜眠受唬，手抓人衣，仰上，哭声大叫，身体寒战，捏拳，手

①蜕：原作"蜿"，据藻文堂本改。

爪往下，口向上，肺经有热。灯火断头顶、
眉心、两太阳、掌心、心演、涌泉、大敦穴各
一焦，绕脐一转。

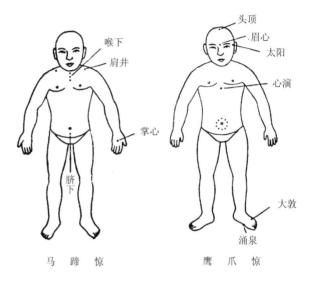

马 蹄 惊　　　　　鹰 爪 惊

水泻惊：因寒热不调，肚中响而作痛，
两眼白，口唇白，身体软弱。用灯火断眉
心一焦，心演一焦，总筋各一焦，一窝风各
一焦，鞋带穴各一焦，颊车穴各一针①。

撒手惊：双手袒②下，一撒即死，咬牙

① 针：诸本同，据前文例亦当作"焦"。
② 袒：原作"祖"，据藻文堂本改。

口歪,手足掣跳。用灯火断总筋各一焦,
一窝风各一焦。

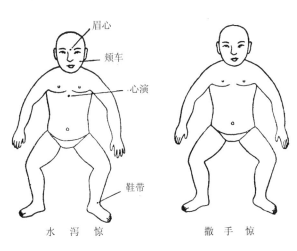

眉心

颊车

心演

鞋带

水　泻　惊　　　　　　撒　手　惊

内吊惊:因食感寒,咬牙寒战,眼向内
翻,人事昏沉,掐不知疼。用灯火断信门
四焦,心演内一焦,两手总筋各一焦。

迷魂惊:昏沉不知人事,咬牙一死。
先掐眉心、鼻梁下,后用灯火断心演内一
焦,鞋带穴一焦,总筋各一焦。

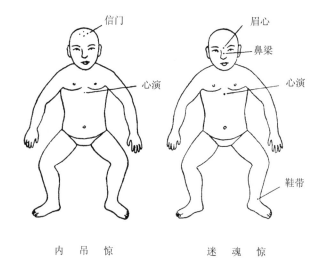

内　吊　惊　　　　　　迷　魂　惊

补遗脐风论

夫小儿惊证,而脐风最酷,诚为可畏。其候锁喉、撮口,俗云荷包风,十无一生。原因风湿所伤,或因尿在衣内,遂袭成风。又因三五日脐落之后,频与之浴,水入脐①,变作盘肠痧气作痛。近时论云,皆由临盆之时,产母立高,小儿落地,胞尚

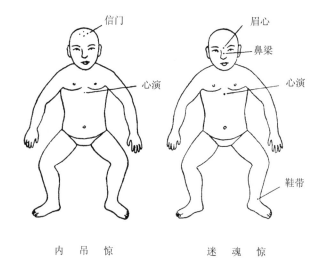

----

① 脐:此后五云堂本、保仁堂本均有"内"字。

未①来,脐带吊动肚皮脂膜,以致血脉沸腾,急胀如鼓,风痰潮作,更袭外风,而撮口、锁喉、噤风之证作矣。用细辛为末,或用乌梅蘸擦牙关,吐涎便愈。详看肚②脐四周,有紫黑筋形,用小针挑出紫黑血愈。用面作饼子,贴脐中央,艾火灸三四壮。又法:用灯火烧脐断,妙。又法:看口内喉演③有白泡疮如豆大,挑破出血,妙④。

刺 泡 法

　　小儿初生下即死,看儿⑤口中前腭上有⑥泡,名曰悬痈。以手指掐破,用帛拭净,即活。若血入喉,即死。

---

　　① 未:原脱,据藻文堂本补。
　　② 肚:原脱,据藻文堂本补。
　　③ 演:为"缘"之借字。
　　④ 妙:保仁堂本作"效"。
　　⑤ 儿:原作"见",据藻文堂本改。
　　⑥ 有:此后五云堂本有"白"字。

回 气 法

初生气欲绝,不能啼者,必是难产,或冒①寒所致。急以棉絮包裹,抱怀中,未②可断脐带,且将包衣置炭火中烧,仍作大纸条,蘸清油,点着,于脐带上往燎之。儿得火气,由脐入腹,更以热醋汤洗带,须臾即回。啼叫如常,方可洗浴断脐。

通 便 法

初生下大小便不通,腹胀欲绝者,急令其母以温水漱口,吸呷儿胸、背、心并脐、两手两足四心,共七处。凡三五次,以红赤为度,须臾即通。不③无生意。

贴 囟 法

治初生时,被风吹,鼻塞,服药不退,

---

① 冒:原作"胃",据文义改。

② 未:原作"去",据文义改。

③ 不:此后保仁堂本有"然"字,义较明。

用南星为末，生姜自然汁调成饼，贴囟上，自愈。

治初生下遍身无皮，但是细肉，宜速从白早米粉干扑，候皮生乃止。

治小儿初生，遍身如鱼泡，或如水晶，碎则成水，用密陀僧研极细末①掺，仍服苏合香丸。

治七日肾缩，乃初生受寒所致。硫黄、茱萸等分，为末，研大蒜调涂其腹，仍以蛇床子微炒，火烧，烟熏。

① 末：原作"或"，据保仁堂本改。

卷　二

病机纂要

　　尝谓脏腑病因，数变莫测。暑湿风寒易辨，经络虚实先明。心主惊而肝主风，脾主困而肺主喘。肾水为脏，专主于虚。肝实则两目直视大叫、呵欠项急、烦①闷，泻青丸须宜早啜；肝虚则咬牙多欠、气热外生、气湿②内生，地黄丸犹所堪栽。叫哭发热，饮水搐，降君火，导赤泻心；困卧悸动，体不安，补心虚，粉红丸子。脾实，困睡身热，引饮水，泻黄散可服；土虚，吐泻生风，异功散、益黄散堪尝。肺实，闷乱喘促，有饮水不饮水之分，功成于泻白；金虚，气哽唇白，有色泽色不泽之别，效奏于

---

　　① 烦：藻文堂本、保仁堂本均作"顿"。

　　② 湿：藻文堂本、保仁堂本均作"温"。

阿胶。肾本虚而无实，目无光而畏明，额解颅而面㿠白，地黄丸而补肾虚。大都筋脉统属于肝，热盛则直视有准，风生则连劄①无疑。风热相攻，反张而痓，百日内发，是曰胎惊。真惊三发则死，假惊何用求神。或起于风寒跌扑，或由于鸡犬声闻。惊分急慢，证别阴阳。急者活而慢者危，急宜凉而慢宜补。抱龙丸、镇惊丸举②在滚痰。保生丹、醒脾饮，尤尊至宝。

咳嗽何因？风寒痰火。有声无痰兮，肺被火炎；有痰无声兮，脾遭湿挠。春作气升夏火炎，秋从虚冷③冬寒滞。涎鼻结痰在肺，午后嗽作；阴虚久嗽，龟胸须知莫治④。百合丹、款花膏，专除久嗽；参苏饮、豁痰汤，更治风寒。夏伤暑而秋作疟，食生冷而结痰。流气、正气交攻，阴分、阳分

① 劄(zhā 扎)：为"嗏"之借字，水鸟或鱼吞食发出的声音。此指小儿口中发出的嗏嗏声。

② 举：保仁堂本作"总"，义同。

③ 虚冷：保仁堂本作"湿热"。

④ 治：原作"如"，据保仁堂本改。

各别。一日一发在阳分，可行截法；间一日发在阴分，养正而瘥。痢名①滞下，有赤有白。物积内而气滞中，白于气而赤于血。绿如菜色，良由风湿之因；黄而带赤，盖是热积所致。瘵渗兜涩莫试，通因通用为宜。呕吐因过饱中②寒，痰火并胃虚所致。烦渴挟暑，肢冷中寒。月里婴儿吐乳，却缘何故？哭声未定乳之，气逆上行。大都正胃调脾。治法降痰下气。霍乱吐泻，并转筋入腹，日热夜寒互激，邪正难分。转筋者，风生肝木；大泻者，脾受湿侵。吐乃火炎心上，阴阳二气相承。暑湿霍乱，为当③寒分，姜附可称。小儿泄泻，食积之因；水泻皆绿，湿盛完谷，盖是脾虚。数至圊而便无粪泄，名大瘕泄。不泄而或多矢④气，湿滞痰凝。五苓散效如奔马，导滞汤速若驱霆。痔之得名，过食肥

① 名：保仁堂本作"多"。

② 中：保仁堂本作"冲"。

③ 当：保仁堂本作"常"。

④ 矢：原作"少"，据文义改。

甘。白膜遮睛、发穗毛干、生癣疥、青筋绕肚，吃泥泻痢、脱肛门、身寒身热、或吐或喘。吃茶叶虫居心上，啮炔①炭虫食肝经。肾则吃盐、面地；胆则喜醋、贪酸。虫若归脾，好吃土而并生米；上行啮肺，喜咬布以及衣裳。长虫、寸白及蛔虫，此因宿食居脾胃。芜荑、贯众，杀虫圣药；肥儿、脱甲，疳积仙方。惊痰，乳食作块而痛；惊癖，痰凝当心作痛、多啼；痰癖，心上下痛、壮热；疳癖，身痛热，羸瘦②，右胁块如掌迹；腑癖，不动不迁移，两胁疼似③杖形；食痰，两胁来往冲心。除惊痰，滚痰为上；疗积食，消导居先。惊积，夜啼、溺黄、粪青；风积，目青、露白、壮热；乳积，面青④、乳罢哭而吐乳；疳积，身黄、肚胀、数为更衣；惊要镇心，食须消导。热证故有多般，要识阴阳虚实。壮热、不言、面赤，心经独

---

① 炔：木柴烧成的炭。

② 身痛热，羸瘦：保仁堂本作"身痛兼羸"。

③ 似：原作"以"，据保仁堂本改。

④ 青：保仁堂本作"黄"。

受风邪。气热伤肺,湿热伤脾。参详外感内伤,亦有似疟非疟。身热、恶热、尤饮水,总属内邪;身热、恶寒、不饮水,皆为表证。身热、头疼、恶寒、无汗,是伤寒;头疼、身热、有汗、恶风,为风邪。阴虚日轻夜重,血上追寻①;阳②虚日重夜轻,气中调理。阴虚阳盛,啮冰雪尚不知寒;阴盛阳虚,啜沸汤尤为不热。风寒表散,食积下平。虚宜补而实可泻,痰须豁而热自清。汗本于心,内血外③液,自汗盖属阳虚;盗汗却缘阴竭。黄芪六一散,能令汗自灭。咽喉肿痛,潮起风痰。双单乳鹅,疟腮喉痹,急慢缠喉锁口,风痰火热相煎。腹痛因寒,亦多火热。手不可近为实,按之痛止为虚;无休无歇为寒,时痛时止为热。绞肠痧痛,则口唇青黑;手足青冷,则危笃难医。当胸却是心疼,膈下积居胃脘。小腹寒疼,当脐食积。膀胱虚冷无约

---

① 寻:原作"毒",据藻文堂本改。

② 阳:原作"阴",据文义改。

③ 外:原脱,据藻文堂本补。

制,故令睡里遗尿;小肠心热入膀胱,小便因而赤涩。溺闭腹痛,名曰盘肠;小便溺血,古称风闭。曰便浊,曰癃闭,痹火热而客下焦;曰鸡灯①,曰砂痹,阴囊肿而溺沙石。欲解斯危,清心导赤。水肿之原,土亏水泛,气化失度,溢于皮肤。先喘(先喘后胀,起于肺,先清金,而后利水)先胀(先胀后喘,起于脾,先利水,而后清金)当分,阳肿(烦渴,溺赤)阴肿(不渴,溺白)各别。腰上肿,发汗可散;腰下肿,利水可瘗。疹子之因,天行热毒,泄泻烦呕,昏闷足冷,脉洪咳嗽。轻则发为疹子,重则变作斑烂;锦文尚可,黑斑死形。赤瘤,丹毒朵朵,类若红霞;身热,肿痛昏昏,目闭头低。颈上起,过胸则死;足上生,过肾难医。杂让剧烦,略举其要,庶后学知揭其提纲,而辟其遄谬。

① 鸡灯:亦名"鸡瞪",即鸡瞪疳。

寒门总括歌

百日胎寒与脏寒，中寒内吊疝同看，
停伤食积留中脘，吐泻频啼呃乳干。
小腹痛攻心与胃，虚膨满闷两眉攒，
吐涎面白啼声细，寒战唇青手足拳。
吐出不消纯下白，四肢厥逆夜滋煎，
如斯已上皆寒证，万勿因循变病端。
汤则理中加减用，或投七服七香丸，
若能依此为施治，起死回生是不难。

小七香丸　此乃总要之剂，能治小儿诸寒之病。其药皆温暖之剂，有益于脾胃者，故皆可服之。

香附　缩砂　益智　陈皮　蓬术_{俱用}
_炒　丁皮　甘松

为细末，姜汁糊丸，如黍米大。

理中汤　治胃寒呕吐，心腹绞痛，一切寒证。

人参　白术　干姜_煨　甘草_炙　加
姜、枣，水煎。

凡治寒，脏寒、手足拳曲、脸面青白、

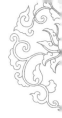

肠鸣、口冷、声细、寒战,或口噤不乳,加木香、肉桂、芍药_炒。

凡中寒腹痛疝气者,痛从小腹引至心胃,口吐清水,面色青白,手足厥冷者,加吴茱萸、小茴香、川楝、青皮、枳壳。

凡寒吐泻者,乳片不消,多吐少出,泻痢青白,小腹作痛者,加木香、半夏;吐甚者,加丁香。

凡脾胃受寒,饮食虽少,用即作饱,不易消化,加丁香、山楂。

凡寒腹胀大,虚膨青筋,内痛,喜食热物,加大腹皮、槟榔、木香。

凡奔豚、疝气,乃肾气之积寒,自小腹下有物如笔管,升上即痛,加泽泻、良姜、青皮、木香。

凡呃乳者,口角垂涎,乳食不消化,加枳壳、藿香。

凡寒疝、夜啼,更尽则腹^①卧,哭多睡

———————————

① 腹:保仁堂本作"复"。

少，天明则已①，腰曲，额汗，眼中无泪，面色②青白，渐入盘肠，加茱萸、茴香。

凡盘肠内吊③者，身曲、伛偻④，气不舒畅，加缩砂、吴茱萸、没药、木香、葱白同煎。

热门总括歌

小儿生下胎受热，目秘胞浮大便结，
湿热熏蒸遍体黄，小便淋漓或见血。
满口或疳或赤游，发喘⑤咽痛重木舌，
胎毒疮疡痛莫言，多啼不乳呻吟剧。
诸证皆由壅热为，大连翘饮不虚设，
三黄化毒丹可兼，顿⑥命慈母生欢悦。

三黄丸　　上焦、中焦蕴热之证，并宜服之。

---

① 已：原作"色"，据藻文堂本改。
② 色：原脱，据藻文堂本补。
③ 吊：原作"病"，据保仁堂本改。
④ 偻：原作"倭"，据文义改。
⑤ 喘：原作"须"，据保仁堂本改。
⑥ 顿：原作"烦"，据藻文堂本改。

大黄　黄芩　黄连

为末，水丸。灯心汤下。

五福化毒丹　治小儿胎热，蕴热，胎毒，口疮。

玄参　桔梗各五钱　人参　青黛各一钱
赤茯苓　马牙硝各二钱　甘草二钱　麝香
三分

已上八味各为末，蜜丸，如芡实大。每服一丸，薄荷汤下。

大连翘饮　治三焦积热，大小便不利，目赤，目肿，丹毒，口疮，重舌，木舌，咽痛，疮疡，蕴热等证，并皆服之。

连翘　瞿麦　滑石　牛蒡　车前
木通　山栀　当归　防风　黄芩　荆芥
柴胡　赤芍　甘草　蝉蜕

水煎服，有加减法于下：

胎热者，加地黄；胎黄者，加茵陈；目赤，加黄连、羌活；小便涩者，加猪苓；大便秘者，加大黄、枳壳；大便血者，加地榆、槐角、枳壳；小便血者，加石莲、麦门冬、生地;丹毒遍体,加黄连、犀角;胎毒、疮疡,加升麻、当归梢;发颐,加羌活、白芷;咽痛,加桔梗、薄荷;重舌、木舌,加黄连、犀角、朴硝;弄舌脾热,加石膏。

急 惊 歌

热甚生风作急惊,卒然目劄有痰鸣,
面青脸赤频牵引,实热凉惊与利惊。
金箔镇心羌活散,稀涎更下滚痰轻,
搐而不已头①多汗,生死还期自晓明。

慢 惊 歌

过服寒凉大病余,或因吐泻久成之,
脾虚胃弱风邪入,眼慢腾腾搐四肢。
面色白青身厥冷,痰涎额汗露睛②微,
或兼下痢终难治,药用温脾与补脾。

---

① 头:原作"愿",据藻文堂本改。
② 睛:原作"暗",据保仁堂本改。

胎 惊 歌

壮热腮红心不宁,四肢抽掣又疼①生,
时时呕吐身僵直,半岁不由胎受惊。
又或项间生大块,此名惊风积而成,
消痰清热先须理,定魄安神用镇惊。

天吊惊歌

天吊原由积热生,涎潮心络又多惊,
双眸翻上唇多燥,项强痰鸣手爪青。

脐风撮口惊歌

小儿脐风名不一,胎风锁肚吊肠疾,
更有卵疝共五般,皆由湿热风相击。
口吐白沫手足冷,唇白紫黑气促极②,
腹大③青筋哭啼多,撮口不乳四肢直,
药用宣利使气通,珍珠夺命皆当急。

---

① 又疼:保仁堂本作"冷痰"。
② 促极:原作"涎极",据保仁堂本改。
③ 腹大:藻文堂本作"面上"。

禁风^①惊歌

禁风口噤不能啼，胎中热毒入心脾，
眼开舌间如粟粒，不能吮乳紫惊^②迷。

脾风惊歌

脾风之候面额青，舌短头底又露睛，
睡里摇头频吐舌，呕腥口噤咬牙龈。
手足搐而兼冷厥，十中九死没痊平，
身冷身温脉沉细，醒脾一服见安宁。

发搐证歌

发搐令人甚可惊，左视无声右有声，
女右无声搐左有，阴阳故尔两相承，
五脏虚实观前赋，退热除痰自有精。

盘肠惊歌

盘肠气痛腰背曲，干啼额汗冷双足，

小儿推拿秘旨

---

① 禁风：保仁堂本作"禁口"。
② 紫惊：藻文堂本作"受羁"。

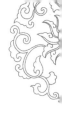

多因生下感风寒，降气沉香为可服。

内吊惊歌

内吊腹痛多啼哭，唇青囊肿体伛偻，
反张眼有红筋起，寒结胎中更① 积惊。

凡治诸惊，先要行痰，一见牙关口噤，先将稀涎散用白汤调一二匙灌服。如口噤不能下咽者，即从鼻管中灌入。牙关稍舒，即以鹅翎蘸姜汁，频探喉，得吐风痰，随进滚痰丸使其痰下降，然后用四磨汤② 行其气。气行则痰亦行。稍得苏醒，以金箔镇心丸、抱龙丸次第与服。如痰盛不得吐，用姜汁、竹沥三四匙灌之；又以搐鼻散捻纸条蘸药取嚏。依法而行，如不嚏，或啼声不出，口噤不开，额汗如珠，遗尿，喷药者，决不可治也。

① 更：原作"夏"，据藻文堂本改。
② 汤：此后五云堂本有"以"字。

抱龙丸 **滚痰丸**二方俱见后①

金箔镇心丸　此方药性中和,能截风、定搐、化痰、镇心、安神。急慢惊风,慢脾,胎惊,天吊,皆治之。

雄黄五钱　朱砂三钱　天竹黄五钱　胆星一两　茯苓五钱　防风三钱　白附三钱　牛黄一钱,另研　真麝香一钱,另研　山药三钱蝉蜕十四个　全蝎十四个,去土　片脑三分　金箔五十片　僵蚕二十条,炒去丝

为末,大米糊为丸,金箔为衣。

稀涎散　痰壅咽喉,牙关紧闭,用此开之。

猪牙皂角　明矾　如要吐,加木瓜蒂等分。

为末,每服一匙,白汤灌下。

搐鼻散

半夏　细辛各二钱　荆芥七分　牙皂三分　麝香一分

---

① 二方俱见后:原作"二方已见前",考二方均在本卷"咳嗽歌"下,在此文后,故据二方实际所处位置改。

上为末，作纸条蘸药取嚏，为效。

四磨汤　能行气，行痰。

槟榔　木香　枳壳　乌药

上四味，不切，但用姜汤水磨服。

人参羌活散　　截风、定搐、豁痰、安神。

柴胡　独活　天麻　前胡　人参
甘草　地骨皮　川芎　枳壳　茯神　羌
活　桔梗　陈皮　防风　僵蚕　蝉蜕

加姜汁、竹沥煎。

凡痰盛，加南星；泻者，加诃子、泽泻；
大便结，加皂角；昏迷不醒，加黄连；壮热，
加黄芩；嗽，加杏仁；天吊，加钩藤；心悸，
加当归；目连眶眴动，乃肝风盛也，加青
皮、黄连；胸膈不宽，加枳实。

醒脾饮　治慢惊、慢脾风。

人参　白术　茯苓　厚朴　橘红
甘草　半夏　藿香　天麻　木香　干姜
莲肉

姜、枣、陈米百粒，同煎。

言语不出者，加石菖蒲；泻者，加诃子；四肢厥冷，加附子；搐者，加全蝎、蝉蜕。

珍珠丸　治惊风、撮口一日一丸，至七日用七丸。

南星泡　天麻　白附二钱，炒　腻粉五分巴霜一匙　芫荽　滑石　全蝎面炒，各二钱半

上为末，糊丸，麻子大。薄荷汤送下。

夺命散

赤脚蜈蚣一条，去头、足，炙焦　麝香少许

为末，猪乳调服。

保命丹　治胎惊内吊，肚腹紧硬，睡卧不安，多啼，一切风痰。

全蝎十四个，去毒　防风二钱　僵蚕去丝天麻各二钱　南星泡　白附子　麝香五分金箔十片　蝉蜕　朱砂各一钱

热证，加牛黄、脑子、硼砂。

上为末，米糊丸。每一两作四十九丸。

乳香丸　治惊风内吊，腹痛，多啼。

乳香五分　没药　沉香各一钱　蝎梢十

四个　　鸡心槟榔一钱五分

上为末，炼蜜丸，如梧桐子大。每服二丸，菖蒲、钩藤汤调下。

当归散　治小儿夜啼[1]者，脏寒[2]而腹痛也。面青、手冷、不吮乳是也。宜此方。

当归去节　　白芍药　　人参各一钱半[3]
甘草炙　　桔梗　　橘皮各一钱半，去白[4]

上为末，水煎半盏，时时少与服。又有热痛，亦啼叫不止，夜发，面[5]赤，唇[6]焦，小便赤，与三黄丸，人参汤下。

沉香降气汤　　滞气，胸膈痞塞，心腹胀痛，喘促短气，干哕[7]，咳嗽，痰涎。

香附子一两半，炒，去毛　　沉香一钱　　砂仁

---

① 夜啼：原脱，据藻文堂本补。

② 脏寒：原脱，据藻文堂本补。

③ 一钱半：原脱，据藻文堂本补。

④ 一钱半，去白：原脱，据藻文堂本补。

⑤ 面：原脱，据藻文堂本补。

⑥ 唇：原脱，据藻文堂本补。

⑦ 哕：此后保仁堂本有"烦满"两字。

三钱　甘草七钱半

上为末，每服一钱①，入盐少许，沸汤点之。清悬雾露空心服之，去邪恶气，使无瘴疫。

至宝丹　治诸痫，急惊，心热，客忤，烦躁，风涎，搐搦。

生犀角②　生玳瑁屑　琥珀研细，水飞雄黄研，水飞，各一两　金箔五十片，半为衣　银箔五十片　片脑研　麝香各一钱，研细　牛黄半两，研　安息香一两半，为末。以无灰酒滤去沙石，约取一两，慢火熬成膏

上生犀角、玳瑁捣为细末，入③诸药，令匀；将安息香膏汤煮过，和搜为剂。如干，即入熟④蜜，瓷器中旋化为丸，如梧桐子大。每服二丸，人参汤下。

---

① 钱：原脱，据藻文堂本补。

② 角：保仁堂本作"屑"。下同。

③ 入：此字前，保仁堂本有"研"字。

④ 熟：原作"热"，据保仁堂本、藻文堂本改。

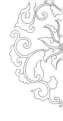

急慢惊风不治歌

惊风睛定要推求，口噤声焦脉数忧，
眼合不开并审瞪，面绯面黑手难收。
口张吐沫气粗大，发直摇头汗不流，
齘齿喉鸣及鼻①冷，遗尿泻血并皆休。

惊痫证歌

牛马猪羊鸡五痫，须识惊风食与痰，
角弓反张目直视，目瞪吐沫闭牙关，
五形五脏须分晓，牛黄丸可取②风痰。

五色丸

朱砂另研　珍珠末各五钱　水银二钱半③

雄黄一两，一④作三两　黑铅二两，同水熬成膏，用黑

铅。水银当作二两者为是，无疑

上炼蜜丸，如麻子大。每服三四丸，
煎金银薄荷汤下。

---

① 及鼻：保仁堂本作"鼻端"。
② 取：原作"用"，据藻文堂本改。
③ 半：此后保仁堂本有"作二两"。
④ 一：原作"四"，据保仁堂本改。

细辛大黄汤　治风痫内热。

天麻　防风各五[1]两　细辛　大黄焙
川芎各二钱[2]　甘草炙，一钱半

上锉散。每服一钱，入犀角少许，
煎服。

牛黄丸　治风痫迷闷，搐搦、涎潮[3]。

牛胆南星　全蝎六个[4]　蝉蜕各二钱半
防风　白附子　天麻　直僵蚕炒，各钱半
麝香

上为末，以煮枣肉瓢水银五分，入药
为丸，绿豆大。每服二丸，荆芥、生姜
汤下。

七宝镇心丸　治惊痫心热。

远志肉姜制炒　雄黄　铁粉　琥珀
朱砂各一钱　金银箔二十片　麝香少许

上为末，枣肉丸，梧桐大。每服一丸，
麦门冬煎汤下。

---

① 五：保仁堂本作"半"。

② 钱：此后保仁堂本有"半"。

③ 潮：原脱，据五云堂本、保仁堂本补。

④ 六个：藻文堂本作"四个"。

伤寒门总括歌

伤寒六脉皆浮紧，虎口三关纹紫红，

发热恶寒腰脊强，头疼吐逆闷烦攻。

夹惊卧睡时惊掣，夹食馊酸噎气充①，

无汗必须微解散，太阳莫②使过经凶。

治法：用**抱龙丸**，春用**参苏饮**二方俱
见后。

十神汤 治感伤寒。

川芎　白芷　麻黄　陈皮　紫苏
香附　升麻　干葛　芍药　甘草

加姜、枣煎服。

有汗，去麻黄；热盛，加黄芩；咳嗽，加
半夏、杏仁；咽痛，加桔梗；发谵，加柴胡、
黄芩；泄泻，加诃子、木香；吐逆，加姜汁、
半夏；顶痛，加羌活、蒿本；里热甚，则大便
燥结，加大黄；大便结，加枳实；便血加
桃仁。

---

① 充：原作"死"，据藻文堂本改。

② 莫：原作"若"，据保仁堂本改。

伤风门总括歌

伤风贪睡面青黄，呵欠频频热似汤，
口吐气来浑似火，鼻流清涕嗽生痰。
法当解表消痰嗽，加减参苏饮正当，
便用抱龙兼锭子，霎时云散日回光。

咳　嗽　歌

咳嗽皆因风入肺，重则喘急热不退，
肺伤于寒①嗽多痰，伤于热者声壅滞。
寒宜发散热则清，实当泻胃虚补肺，
嗽而不已便成疳，痰盛不已惊风至。
眼眶紫黑如伤损，嗽而有血难调治，
疏风豁痰补泻明，款花膏子妙通神。

辰砂抱龙丸　此剂乃利惊、疏风、豁痰、清热、中和之药。为活幼之首方也。治急慢惊风、脾风、伤寒、伤风、咳嗽生痰、喘急、昏沉、发热、鼻流清涕，或吐泻、风暑，十种热证，睡中悸掣、痧疹、斑疮、胎

① 寒：原作"痰"，据保仁堂本改。

风、胎惊、胎热，百病皆治。

天竹黄_{四钱，须要青白者佳}　牛胆星_{三两四}
_{钱五分，为衣}　雄黄_{秋冬三钱，春}①_{减半}　麝香_{三分，}
_{痘疹中不用}　甘草_{三钱}　天麻_{五钱}　防风_{三钱}
朱砂_{四钱，一半为衣用}②

痘疹时行，加天花粉_{四钱}。上为末，蜜
丸，芡实大。雪水糊丸尤佳。姜汤或薄荷
汤下。

保生锭子　治急慢惊风，痰涎壅盛，
搐搦。

胆星　白附子_泡　辰砂_{水飞，各一钱}　麝
香_{二钱，另研}　天麻_泡　防风　全蝎_{去尖}　羌
活_{各五钱}　蛇含石_{煅四次，水飞，四两}　金箔_{十三}
_{片，为衣}

为末，大米糊作成锭。每服半锭，薄
荷汤下。

定喘紫金丹　此方专治喘嗽气急之
证。药有大毒，量情用之可也。

---

① 春：保仁堂本作"余"。

② 朱砂四钱，一半为衣用：此 9 字原脱，据保仁
堂本补。

淡豆豉一两　　人言一钱

将豆豉浸四五日,已软,研烂,和人言为丸,绿豆大。每岁一丸,临卧冷茶送下。

疏风化痰丸　治小儿风痰咳嗽,惊热及喘。

半夏一两,泡　南星二两,姜制　白附子一两　明矾五钱

上为末,大米糊为丸,黍米、滑石或辰砂为衣。

礞石滚痰丸　此方非独治痰有功,利积尤妙。但脾虚者勿用。

青礞石　大黄酒蒸,两半　黄连两半　沉香五钱

上为末,水丸,黍米大。每二三十丸,白汤下。

加味参苏饮　治寻常外感,兼痧①疹前后,悉用。

人参　紫苏　柴胡　陈皮　甘草枳壳　前胡　白芷　半夏　桔梗　干葛

---

① 痧:原作"痰",据保仁堂本改。

茯苓　青皮

　　加姜、葱煎服。

　　本方用参，亦当量情，病者体虚、胃寒则用，余证去之。肺热咽不利者，加黄芩。初起发热，痘疹者，加升麻；痰盛者，加南星、竹沥；壮热者，加黄芩；风盛似欲发搐者，加防风、天麻；项背拘急，加独活；头痛，加川芎、细辛；鼻塞，加细辛、白芷；初嗽，加麻黄、杏仁；痰壅热盛，加桑皮、葶苈；久嗽，加杏仁、五味、贝母；肺虚，唇白而嗽，不能接气者，加人参、阿胶、糯米；初时感冒畏①冷，取汗发散者，加麻黄、苍术；春冬感冒风寒而甚者，倍加羌活；风寒已经发散，惟热不愈者，另用小柴胡汤，去本方。

　　豁痰汤　治感冒或惊风，痰盛者用之。

　　南星　半夏　橘红　紫苏　黄芩

---

①　畏：原作"依"，据文义改。藻文堂本、保仁堂本均作"欲"，亦非。

枳壳　前胡　桔梗　杏仁

加姜汁、竹沥,煎服。

风痰吐涎,加防风;食积痰滞^①,面黄少食,或多食即饥,皆胃热而化为痰,吐出黄色而稠黏者,加神曲、麦芽、山楂;热痰,是一向热而不已,肺受其热,则吐出成块者,加山栀子、天花粉;结痰,加瓜蒌仁;湿^②痰,加白术;寒痰,喘而嗽者,加麻黄、干姜。

款花膏　治痰嗽,久而不止者,如神。

款花　茯苓　杏仁　桑皮　五味
贝母　紫苏　乌梅各等分。蒸过,舂烂,取肉研,和前药末,加干姜共为末

蜜丸,姜^③汤煎服。

又方^④

---

① 滞:原脱,据文义补。

② 湿:原作"温",据保仁堂本改。

③ 姜:此前原衍"如淡宽状"四字,义晦,据保仁本堂本删。

④ 又方:此二字原无,诸本同。若无,则此方有药无名,故据补。

天麻五钱　　山药二两　　款花三两　　阿胶
五钱　粟壳二两,去蒂　　乌梅肉三两　　桑皮六钱
麻黄五钱　　杏仁二两

如前丸服①。

斑疹门总括歌

疹如麻子斑如锦,水痘如珠赤痘红,
四证总因风与热,各分调②理莫相同。

加减四味升麻汤　此升发之剂,但宜
一二服,则当止。多用则过表。

升麻　　葛根　　芍药　　甘草　　防风
桔梗　　紫苏　　苍术　　陈皮　　枳壳　　紫胡
姜、枣煎。

水痘、赤痘,即此一服,不用加减。见
疹热不退,加玄参;呕吐,加藿香;泻甚者,
去苍术、枳壳,加诃子、肉果;咳嗽有痰,加
半夏、桑白皮、杏仁、五味子;泻痢后内虚,
加茯苓、白术;腹痛,加苍术;鼻衄,加茅

---

① 如前丸服:原脱,据保仁堂本补。
② 调:原作"修",据保仁堂本改。

根①、生地;谵语,加黄芩。

伤寒斑疹不治歌

病人目陷口开张,身臭唇青命不长,
更看人中反向上,爪甲青黑命将亡。
口中冷气出无归,斑黑昏沉不透肌,
发直毛焦兼喘急,汗如珠子定难医。

吐泻门总括歌

小儿吐泻何以分,伤食冷热风所因,
肚热脚冷不饮食,日晡潮热往来生。
面黄腹痛馊酸吐,泻而不化兼臭腥,
急须消导香棱剂,七香丸子效通灵。
冷吐乳片不消化,多吐少出泻痢清,
木香豆蔻还须服,五苓汤散服当轻。
夏月暑湿唇脸红,吐少出多泻如筒,
心烦口渴小便赤,不须加减多神②功。

七香丸　治吐,消积温胃,效方见前。
香棱丸　消积温脾。

---

① 茅根:保仁堂本作"茅花"。
② 神:原作"补",据藻文堂本改。

川楝　茴香　蓬术各一两,炒　木香

三棱　青皮各五钱　丁香一钱　枳壳三钱①,

面炒

上为末,醋糊丸,如绿豆大。每服二

三十丸②。

木香豆蔻丸　治吐泻。

诃子四两,煨　干姜三两,煨　木香五钱

豆蔻五钱

上为末,面糊为丸③,如芡实大。夏

月减干姜,加肉果、黄连;冬月依本方。

加减五苓散　分理阴阳。

猪苓　泽泻　白术　茯苓　肉桂少许

姜、枣煎。

吐泻并作,加藿香、木香、苍术;寒吐、

寒泻则乳片不消,下利清白,腹疼,加煨干

姜;腹痛,加煨芍药;热吐、热泻,则吐利黄

水,泻下如筒,加炒黄连、芩;久泻,加诃

子、肉果;久吐,加丁香;宿食不消,吐、泻

卷

二

103

---

① 三钱:藻文堂本、保仁堂本均作"一两"。

② 二三十丸:保仁堂本作"一二十丸"。

③ 为丸:原脱,据文义补。

馊酸、腥臭，加楂子、神曲、麦芽、枳壳；伤食①者，加槟榔、草果；小便不利，加滑石、木通；吐泻久而成虚渴，加人参、麦门冬、天花粉；脾胃受湿②，倍加白术、半夏；饮食不进，加益智、大腹皮；虚胀，加莱菔子、大腹皮；胃口作痛，加草果、豆蔻、木香、山楂；胸膈饱闷，加枳实；饮食不消者，加枳实；生痰，去桂，加橘红；小便自利，去猪苓；夏③伤暑，加黄连、白扁豆；小腹痛，盐炒茱萸；胃气不足，加人参、炒黄米④、煨芍药⑤。

吐泻不治歌

唇⑥红作泻⑦肛如石，神脱口张浑不食，

---

① 食：此后保仁堂本有"甚"字。

② 受湿：原作"湿虚"，据保仁堂本改。

③ 夏：此后五云堂本有"月"字。

④ 炒黄米：原作"大黄"，据保仁堂本改。

⑤ 药：原作"煎"，据保仁堂本改。

⑥ 唇：原脱，据藻文堂本补。

⑦ 泻：原作"渴"，据保仁堂本改。

汗流作喘腹常鸣，　面色昏沉齿露黑。
脉洪身热吐蛔虫，　鱼口鸦声并气急，
吐利不止常脱肛，吃下药物随将①出。
有药不投②定归冥，良医一见须抛掷。

疟疾证歌

小儿疟疾多因食，邪正交攻寒热逼，
截之太早反不良，初及清脾饮清释，
次进截疟不二饮，神功一服如金石。

清脾饮　消导宿滞，和顺阴阳。

青皮　　苍术　　厚朴　　陈皮　　甘草
茯苓　半夏　柴胡　黄芩　草果　枳壳
紫苏　　川芎　　香附

姜、枣煎服。

截疟不二饮

槟榔　　草果　　知母　　贝母　　陈皮
枳壳　苍术　半夏　柴胡　常山　乌梅

上用水、酒各半，姜三片，煎半盏，露
一宿，明日五更温服。

---

① 将：保仁堂本作"时"。
② 投：原作"授"，据藻文堂本改。

疟疾不治证歌

荏苒经旬疟不除，更加泻痢闷如痴，
蒸蒸作热浑身瘦，肚大青筋鼻似煤。
饮食未常沾①口腹，囟门填陷项常垂，
生痰喘急时加嗽，纵有良工不可医。

痢门总括歌

向因积久多成痢，温热肥甘滞所为，
或赤或黄或下白，要分气血属何之。
从前导气汤先用，次后香连养脏施，
噤口刮肠当介意，平调脏腑治须知。

导气汤　痢疾初起②，先进此药，去其宿垢，然后调和脏腑。

槟榔　　枳壳　　黄连　　甘草　　芍药
厚朴　　升麻　　山楂　　神曲

禀厚者加大黄、芒硝。

---

① 沾：原作"活"，据文义改。藻文堂本及保仁堂本均作"沾"，亦非。

② 痢疾初起：此四字原作"前后"二字，据藻文堂本改。

上哎咀,姜三片,水煎温服。

香连丸

宣黄连二两,用吴茱萸二两同炒,去吴茱萸不用
木香三钱①

上为末,神曲糊丸,如绿豆大。每服
三十九。

养脏汤　此药平调脏腑,去积和中。

白术　厚朴　陈皮　茯苓　甘草
槟榔　枳壳　木香　黄连　川芎　芍药
莲肉　诃子

加姜、枣同煎。

赤痢,加地榆、当归;白痢,加干姜;赤
白相兼,加当归、干姜;纯血,加生地、当
归、地榆、黄芩;腹痛,加乳香、没药;久痢,
加粟壳(蜜炙);噤口,加石莲、粟米;干
呕,加藿香;肺② 热,加柴胡、知母;元气下
陷,加人参、柴胡;胸膈不快③,加砂仁;作
渴,加麦门冬、五味子、天花粉;里急后重,

---

① 三钱:藻文堂本作"五钱"。
② 肺:保仁堂本作"发"。
③ 快:保仁堂本作"宽"。

加枳壳、木香;小便不利,加滑石、猪苓、
泽泻。

痢疾不治歌

粪门如筒脉洪数,发热不食兼作渴,
泻下浑如烂鱼肠①,豆汁屋水交相错。
汗出如油啼不休,肚腹疼痛阴囊缩,
或如痈脓鸡子臭,有药莫投②修棺椁。

疳积门总括歌

心肺肝脾肾五疳,形容羸瘦发毛干,
四肢枯细尿如乳,肚大筋青饮食贪。
心证口干时燥热,虚惊面赤更心烦,
摇头揉目睛生膜,发直筋青热在肝。
咳嗽气粗多喘急,肺家洒淅热仍寒,
遍身疮疥形如鬼,足冷齿宣把肾参。
腹满气粗频泄利,脾虚偏爱土泥飡,
潮热骨蒸多盗汗,劳疳羸瘦面黄颜。
脊疳脊骨如刀锯,指背生疮可验看,

① 肠:原作"汤",据文义改。
② 投:原作"修",据五云堂本、保仁堂本改。

脑热囟高疳在脑，干疳干渴大便难。

热疳便涩身如火，泄利频频认作寒[①]，

齿痒多啼唇口紫，蛔虫盘结胃肠间。

丁奚项小并胸陷，肉削尻高脐又翻，

哺露往来虚热甚，头开呕吐胃中关。

无辜脑项因生核，不破须知治疗难，

五疳消积肥儿剂，脱甲同投[②]便见安。

五疳消积散

三棱　蓬术各一斤　神曲　麦芽　青皮　山楂　川楝　黑丑　槟榔各二两　陈皮一斤　莱菔子四两

上为末，面糊为丸，如绿豆大。每服二三十丸，米汤下。

肥儿丸

胡黄连　芦荟　麦芽　芜荑各二钱　使君子　宣黄连　木香　槟榔　肉果煨、去油,各五分[③]　神曲　白术　茯苓各一两

续加秦艽、地骨皮、龙胆草各一两。胃

---

① 寒：原作"生"，据文义改。

② 投：原作"拔"，据藻文堂本改。

③ 分：保仁堂本作"钱"。

弱者，加人参五钱。

上为末，醋糊、神曲为丸，芡实大。每服二十九。

脱甲散　治骨蒸晡热，五痫羸瘦，夹惊夹食，伤风伤暑，伤积，大小便闭塞，伤寒发热，口渴等证。

柴胡　当归　龙胆　白茯苓　人参
甘草　川芎　麻黄　知母

加连须葱白同煎。

上十味，知母、当归，顺正阴阳；人参、甘草，和脾益胃；柴胡、川芎，去寒邪；茯苓、胆草，止渴、生津；麻黄去节留根，功全表里，惊痫之候，用之立见效。

疳积不治歌

疳积丁奚哺露时，腹膨脐突面黄羸，
吐虫泻臭头开解，鹤膝伶仃总莫医。

伤积总括歌

积因停滞在胸中，乳食虚惊气所钟，

腹痛面黄晡作热,尪羸烦渴泻流通。
饮食不化酸腥吐,复以滋煎两目红,
急用香棱消积剂,莫教日久积成凶[①]。

香棱丸　消积丸二方俱见前。

加减流气饮　　治胸膈痞塞,气不升降,喘急不安,积聚沉滞,发热,不思饮食,噫气吞酸,或秘或利等证。

　　木香　　枳实　　蓬术　　陈皮　　青皮
槟榔　　三棱　　苍术　　草果　　大腹皮

　　大便闭,加大黄;身热,加柴胡;内热,加黄连;胃中作痛,加炒益智仁、草豆蔻;腹胀,小便不利,加桑皮、苏叶;呕吐,加藿香、半夏;伤冷积滞,加干姜、肉桂、砂仁。

脾胃门总括歌

　　脾属阴兮胃属阳,一身墙壁在中央,
土生万物须和畅,一有亏兮杂病干。
或吐或膨时泄泻,或烦或渴不加飡,
常吞助胃温脾药,生冷休贪便见安。

卷
二

111

---

① 积成凶:原作"致头空",据五云堂本改。

助胃膏 专治脾胃不正，或吐或泻，饮食少进，面黄唇白，虚烦作渴之证。

木香 干姜 炙草各三钱 山药 莲肉去心 白术 茯苓各一两 肉果 诃子各四钱 神曲 麦芽各五钱 人参二钱 砂仁二钱 丁皮 白豆蔻各一钱

上为末，蜜丸，芡实大。

人参养胃汤

苍术 厚朴 陈皮 炙草 茯苓 半夏 芍药 人参 白术

加姜、黄米同煎。

呕吐加藿香、木香；泻，加肉果、诃子；腹胀，加枳壳、大腹皮；不思饮食，加益智。

肿胀门总括歌

小儿肿胀脾家湿，脏腑气虚即成极，
或因停积于胃中，或因疟痢虚而得。
疝气痞块或血虚，饮食饥饱皆为积，
医人审察盛与衰，分气补虚不可失。
有积当与渐消之，固本正标方是的。

阴囊无缝掌无纹,脐突如李面唇^①黑,
唇焦口燥脉不来,有药莫投徒用力。

分气饮　治四肢浮肿,气喘短急。

桔梗　　茯苓　　陈皮　　桑皮　　枳壳
大腹皮　草果　　半夏　　苏子　　木瓜^②　木
通　　木香

小便不利,加猪苓、泽泻;腹泻,加肉
果;腹痛,加肉桂;胸膈不宽,加砂仁。

上各加姜、枣、灯心同煎。

补脾饮　　治脾虚受湿浮肿,及吐泻
痢^③后,皆服之。

人参　　白术　　茯苓　　厚朴　　陈皮
甘草　　木瓜　　青皮　　木香　　干姜　　砂仁
大腹皮

上哎咀,加姜、枣、灯心同煎。

---

① 唇:藻文堂本、保仁堂本均作"鬶"。

② 木瓜:保仁堂本无此药。

③ 痢:藻文堂本作"前"。

自汗盗汗大汗证歌

小儿盗汗不须医，额汗至胸亦阳虚，
更有胸下当脐汗，此汗皆因脾胃虚。
伤寒疟疾皆将愈，汗分四证分① 明起，
蒸蒸振汗不战栗，若还战② 栗汗兼耳。

止汗散　治睡而自汗。

故蒲扇火烧③ 存性，去火毒，研末。
每服三钱，温酒下。

黄芪六一散

黄芪六钱　甘草一钱
上为细末，滚水下。

腹痛证歌

腹痛多缘乳食积，邪气正气相交击，
挟寒挟热亦其因，面赤而热为证的。
面青肢冷是因寒，清热温凉积消息。

---

① 分：原作"治"，据藻文堂本改。
② 不战栗，若还战：此六字原脱，据保仁堂本补。
③ 烧：原作"烟"，据文义改。

消积丸

丁香_{九粒}　砂仁_{十二个}　巴豆_{去油净}

上为细末,面丸如黍米大。每服二三丸,温水下。

四顺饮　治挟热腹痛。

赤芍药　当归　甘草　大黄_{各等分}

欲利小便,用赤芍药;虚热,加甘草;下利,减大黄;胃风邪,加去节麻黄;中风体强,直眼上视,加独活。

水煎,温服。

七气汤　治气道壅塞,攻冲作痛。

半夏_{五两,制}　人参　辣桂_{各二两}　甘草　陈皮　香附

加干姜、生姜三片,枣三枚,水煎服。

蛔虫痛歌

小儿腹痛是虫攻,　食多①肥甘故长虫,
口涎②吐沫兼清水,唇鼻人中③黑气冲。

---

① 食多:五云堂本及保仁堂本作"多食"。

② 涎:原作"淡",据保仁堂本改。

③ 人中:原作"黑入",据保仁堂本改。

集效丸　治虫痛。

木香　鹤虱　槟榔　诃子煨　附子去皮净①　芜荑　干姜　大黄两半,炒　乌梅二钱半

上为末,炼蜜为丸,陈皮、醋汤下。

一方　用鸡子炒白蜡,陈酒糊丸,服。

一方　用楝根白皮,用二陈汤同煎服。

夜啼客忤惊歌

夜啼脏冷使之然,腹痛多啼作熬②煎,
心经烦热小便赤,脸红舌白热之根。
客忤却缘神气嫩,外邪异物忤其前,
惊啼口吐青黄沫,瘈疭如痴喘息牵。

火花膏　治壮热,夜啼③。

清油灯花七棵,涂乳上,令儿吮之。

碧霞散　治壮热,夜啼。

柏叶半两④　南星　僵蚕　全蝎　郁

① 净:保仁堂本作"脐"。

② 熬:原作"炒",据文义改。

③ 壮热,夜啼:保仁堂本作"夜啼,冷痛"。

④ 两:保仁堂本作"斤"。

金　雄黄一钱

上为末,每服一钱,薄荷、蜜水调。

蒸变证歌

小儿脏腑未全成,长养之时作变蒸,
变则气升蒸则热,八蒸十变蒸① 成人。

益气散　治变蒸,气升。

木香　白术　人参　茯苓　防风
川芎

上㕮咀,姜三片,艾二枚,水煎温服。

惺惺散见痘证方　治变蒸、发热、咳嗽。

解颅总括歌

肾经主髓脑为海,头缝开时肾气亏,
面多㿠色睛多白,长而少笑瘦而羸,
须服地黄丸补肾,柏子三辛救此危。

地黄丸见后方内。

柏子仁散　治头颅不合。

防风二两　柏仁一两

---

① 蒸:保仁堂本作"便"。

上为末，乳汁调涂。

三辛散　治脑角大，囟不合。

细辛　桂心各半两　干姜一钱

上为末。乳汁调涂信上，干时再涂，面赤是效。

囟陷证歌

小儿囟陷因何致？热渴引饮成泻痢，
积久因而气血虚，髓不能充有若是。

狗头骨散　治囟陷。

黄狗头骨，用火炙黄为末，以鸡子清调敷。

地黄丸方后见。

囟填证歌

囟填之证囟门高，饥饱无常乳不调，
或寒或热乘脾胃，脏腑不和自汗浇，
气则上充填满起，信肿如椎①短发毛。

大连翘饮见前。

---

① 椎：保仁堂本作"堆"。

柴胡散 治信肿及伤寒表证。

石膏　黄芩　甘草　赤芍　葛根各二
钱半　麻黄去节　柴胡半两

上㕮咀,每服二钱,入生姜少许,葱
三寸。

赤游风证歌

赤瘤丹毒从何起?只因热毒客腠理,
气血相搏发皮肤,缘母过食煎炒取,
烘衣未冷与之穿,赤肿游行[①]至遍体。

白玉散见后方。

防己[②]散

防己半两　朴硝　犀角　黄芩　黄芪
升麻各二钱半

上为末,竹叶汤下。

语迟证歌

小儿长大不能言,在母胎中惊怖然,

---

① 行:原脱,据藻文堂本补。
② 防己:保仁堂本作"防风",下同。

邪气乘心舌无力，故令迟语受熬煎。

菖蒲丸　治心气不足，舌本无力，迟语。

石菖蒲　丹参各一钱　赤石脂三钱　人参去芦,半两　天门冬去心,二钱

上为末，蜜丸，麻子大。滚水食后服。或加黄连。

滞颐证歌

只为脾窍液津兮，涎流出口滞于颐，
只为脾虚无约制，温脾温胃世间稀。

温脾丹　治滞颐。

半夏曲　丁香各一两　干姜　白术　青皮　陈皮各半两　木香一两①

上为末，糊丸，如黍米大。每岁十丸，米汤下。

温胃散　治滞颐。

半夏　人参去芦　甘草　干姜　肉豆

---

① 木香一两：原脱，据保仁堂本补。

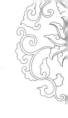

蔻　白术各半两　丁香一两①

上为末。每服二钱，生姜煎水，食前服。

癞头疮证歌

小儿生出癞头疮，满头邋遢出浓浆，
父母胎前恣情欲，致儿生下变灾殃。

通圣散

大黄酒炒

上为末，以酒拌，焙干。每服一钱，水煎服。以白炭烧红②，淬入水中，乘热洗之。

脱蜕散　洗净敷上。

胡荽子　伏龙肝　乌龙尾　黄连白矾

上为末，以麻油调敷，湿③则干掺④。

---

① 两：保仁堂本作"钱"。
② 红：原作"约"，据五云堂本改。
③ 湿：原作"温"，据藻文堂本改。
④ 掺：原作"法"，据文义改。

一抹散

松皮烧①存性,二两　黄丹水飞,一两　白矾火②枯,五钱　大黄三钱③　轻粉四钱　白胶香水飞,倾石上,一两

上为末,香油搽。

一扫丹④　以水洗净后,敷⑤药。

松香四两　麻油四两

上将青布捻成条,入松香于内,将麻油浸透,以器承之,两头著火,滴油于器内,取搽效。

丹溪治一小儿,二岁,满头生疮。一日疮忽自陷,遂患痰喘,知其为胎毒也。询其母,孕时多食辛热之物,遂以人参、连翘、黄连、甘草、陈皮、川芎、芍药、木通浓煎,入竹沥服之,数日而安。

① 烧:原作"研",据藻文堂本改。
② 火:原作"水",据藻文堂本改。
③ 三钱:藻文堂本作"五钱"。
④ 丹:五云堂本作"光"。
⑤ 敷:此后五云堂本有"此"字,义顺。

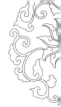

重舌木舌弄舌

心窍出舌而主血,脾之经络出于舌,
二经有热舌重生,弄舌单主脾家热,
木舌肿如猪舌同,心脾积热无差①迭。

蒲黄散　治重舌。

竹沥调蒲黄末,敷之。

黄柏丹

黄柏不拘多少,用竹沥浸水点之,效。

治木舌方②

黄葵花研细,一两　黄丹五钱

上二味为细末,点七次,无有不效。

独脑散　治舌肿满口。

用梅花脑子点舌,即消。

泻黄散方见后　治弄舌。水煎服。

鹅口口疮重腭歌

白屑满口如鹅口,热盛心脾发口疮,

---

① 差:原作"浊",据藻文堂本改。
② 治木舌方:五云堂本作"二黄散,治木舌"。

胎毒熏蒸之所致，上腭悬痈著承浆，
此名重腭因脾热，急宜刺破免生灾。

泻心汤_{方见前}　用蜜水调服。

或用柏末敷，效。

或用白杨木烧沥，敷之。

调黄散　治白屑满口。

枯矾一钱　牙硝五钱　朱砂二钱

上为细末。每服一字，取鹅口涎调涂
舌上，先以手指缠乱发拭垢净，然后敷
药，效。

鹅口方

用地鸡擂水涂之，效即砖下扁虫也。

或用飞丹掺之。

辰砂七保散　治舌上生疮，壮热，伤
风等证。

麻黄去节　白术　当归　大黄　赤芍
荆芥　前胡　生地　甘草各等分

上为末，用薄荷煎汤下。伤风发散，
用生姜；惊，用辰砂。

牛黄散　治重腭。

玄精石一两　　铅霜五钱　　龙脑　朱砂
牛黄各二钱半

上为末。用针刺破出血,莫令入喉,
盐水洗净,敷药。

龟胸龟背歌

肺经受热致龟胸,胸上高如龟脊同,
胀满攻于胸膈上,母食辛温热乳冲,
客风入脊成龟背,龟尿点脊有神功。

百合丹　治龟胸。

大黄　天门冬　杏仁去皮、尖,另研　　桑
白皮　葶苈炒　百合　木通各等分

上为末。

泻白散见后。

取龟尿法　以荷叶盛①龟,用镜照
之,尿自出。

行迟大法歌

小儿五百日当行,蒸变十周骨始全,

---

① 盛:原作"乘",据文义改。

二三五岁尤难走，肝肾虚而骨不坚，
肾不扶肝筋力弱，五茄虎骨走天边。

五加皮散

五加皮散一加皮，二木瓜同牛膝宜，
米饮更浸些小酒，食前调服治行迟。

虎骨丸

虎骨丸中虎骨汤，桂芩生地膝芎当，
枣仁炼蜜丸吞下，子女行迟用此方。

脱肛证歌

肺气虚时脱出肛，小儿此证不须慌，
泻痢久而气下坠，涩肠文蛤好推详。

脱肛方　用陈壁土泡汤，熏洗，效。

用五倍子为细末，敷；而频托入，效。

用鳖头烧存性，香油调敷；或烧烟
熏之。

涩肠散　治久痢，大肠脱出。

赤石脂　诃子_{去核}　龙骨_{各等分}

上末。腊茶少许，和药掺上，绢帛
揉入。

治痫,米汤调下。

遗尿证歌

小儿遗尿细推详,肾膀虚弱致其殃,
清冷气虚无约制,故令不禁溺于床。

益智神苓散

益智生　白茯苓去皮　茯神去皮,各等分

上为末,空心清米饮调下。

加味地黄丸

生地黄酒洗,一两　白茯苓二两　山药一两　破故纸研,炒　山茱萸肉二两　牡丹一两肉桂五钱　泽泻一两　益智研　人参各一两

上为末,炼蜜为丸,如芡实大。盐汤送下。兼服肥儿丸,效。

小儿脱囊　阴囊肿大,坠①下而不收也。亦有囊皮脱烂②者。

木通　甘草　黄连　当归　黄芩

上等分,水煎,食前服。囊烂者,以野

---

① 坠:原作"膇",据藻文堂本改。

② 烂:原作"溺",据藻文堂本改。

紫苏叶面青背红者是为末，香油调敷。皮脱睾丸露者，外以青荷叶包之，敷药，自生皮。

小儿脐中汗出并痛，用枯矾干敷；或用柏末敷。

治泄泻不止　硫黄[①]、滑石共为末，米饮调下。

一方治撮口　僵蚕为细末，蜜调涂，妙。

奇方治泄泻　胡椒为细末，姜汁调，敷脐，妙。

---

① 硫黄：原脱，据藻文堂本补。

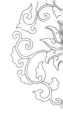

卷　三

奏　效　方

羌活[①] **泻青丸**　治目直大叫,项急烦闷,肝实证也。

羌活　胆草　当归　栀子　防风去芦　川芎　大黄纸包煨

上为末,炼蜜为丸,鸡子大。每一丸,竹叶煎汤调下。

地黄丸　治咬牙,寒战,肝虚证也。

山茱萸　牡丹皮　山药　泽泻　熟地黄酒洗　白茯苓各四钱

上为末,蜜丸,梧桐子大。空心服五七丸,温水下。

泻心汤　治叫哭发热,饮水而搐,心实证也。

① 羌活:保仁堂本作"钱氏"。

黄连一两,去芦

上为末。每服一钱,温水下。

导赤散　治证同前。

木通　甘草　生地黄各等分

上为末。每服二钱,淡竹叶汤下。

粉红丸　　治困卧,悸动不安,心虚证也。

朱砂一钱五分,研　天竹黄五钱　龙脑一钱,另研　牛胆星四两①　胭脂一钱

上为末,牛胆汁和丸,如弹子大。砂糖水温服。

泻黄散　　治困睡,身热,弄舌,脾实证也。

山栀仁二两　石膏五钱　甘草六钱　防风七钱,去芦　藿香七钱

上为末,每服一钱,灯心汤下。

异功散　　治吐泻,生风,虚冷,不饮乳,脾虚证也。

人参　白术　白茯苓　甘草　陈皮

---

① 两:保仁堂本作"钱"。

上为末。每服一钱，姜、枣煎汤下。

泻白散　治闷乱，喘促，或饮水，肺实证也。

桑白皮_{去皮，一两，炒}　甘草_{半两，炒}　地骨皮_{一两，焙}

上为末。每服一钱，水一钟，粳米一合，煎至七分，空心服。

阿胶散　治嗽、喘、咆哮，昏沉，肺虚证也。

阿胶_{一两，面粉炒}　甘草_{三钱}　黍粘子_{一钱，炒}　杏仁_{七个，去皮尖}　糯米_{一两}　马兜铃_{五钱}

上为粗末。每服二钱，白水煎服。

益黄散　治脾虚，冷积，不能消食。

陈皮　青皮　诃子肉　甘草_{各五钱}丁香_{二个}①

每服二钱，白水煎服。

六一散　治伤暑湿，降痰、助脾。

滑石_{六两}　粉甘草_{一两}

---

① 个：保仁堂本作“钱”。

止汗,加黄芪三钱。有方加辰砂。

上为细末,滚水汤下。

清凉散 治潮热,效。

银柴胡 胡黄连等分

上为末。灯心汤下;丸亦可。

还魂丹 治急慢惊风。吹鼻。

二寸蜈蚣一分麝①,四两白芷与天麻,再加二字黄花子,死在阴灵要回②家。

青丸子 化痰。

青黛五钱 南星炒过,五钱 巴霜五分

红丸子 下痰。

朱砂一钱,水飞过 半夏姜制,五钱 巴霜五分

白丸子 吐痰。

白附子五钱,生用 寒水石硝煨,半两 巴霜五分

黄丸子 泻痰。

---

① 一分麝:保仁堂本作"一个虾"。

② 回:保仁堂本作"反"。

大黄煨过,五钱　郁金五钱　巴霜五钱①

化痰丹　治食积,痰气,疟,痢。又名化铁丹。

八梅十六豆,一豆三胡椒,青陈各半两,醋打面糊调。加上莱菔子,青木不相饶,小儿多食积,是铁化能消。

上为末,糊丸,如绿豆大。随宜用引。

千金丸　治小儿虫积,气滞②肚痛。

枣肉十个,去核③　巴霜一钱　没药一钱　木香一钱　乳香一钱④

上共碾成丸,绿豆大。五七九,滚白汤送下。

平胃丹　治食不消,疳积,膨胀,鸭溏。

山楂肉一钱　神曲一钱　白术一钱　青皮二钱　甘草八分　白茯苓一钱　厚朴二钱

---

① 五钱:巴豆剧泻药,五钱量大,疑为"五分"之误。

② 滞:原脱,据文义补。

③ 核:原作"皮",据藻文堂本、保仁堂本改。

④ 钱:原脱,据藻文堂本补。

三棱一钱,酒炒① 莪术一钱,酒炒 黄芩一钱,酒洗 香附一钱,童便炒 苍术一钱,米泔浸 陈皮一钱,去白

上为细末,糊丸,如弹子大。每服一丸,姜汤下。

降痰丸

防风六钱,去芦 茯苓五钱 轻粉一钱 朱砂钱半 青黛一钱 蝉蜕四十个,水洗 独活三钱 僵蚕三十,炒 全蝎三十,水洗 南星一钱 青礞石五钱,火煅,用焰硝在内,封固,火煅

上为细末,糊丸,如粟米大。一服三五丸,滚汤下。

牛黄镇惊丸 治惊风、急惊诸证②。

天麻五钱 白术二钱 远志五钱 白附二钱 柴胡五钱 麝香一钱③ 全蝎三十,水洗 川芎五钱 代赭一两,醋煮 礞石火煅④,五钱

---

① 炒:原作"洗",据保仁堂本改。

② 治惊风、急惊诸证:五云堂本作"治急慢惊风诸证"。

③ 钱:保仁堂本作"字"。

④ 煅:保仁堂本作"煅"。

麻黄五钱,去节　天竹黄四钱　沉香五分　独活一钱　朱砂五钱①　防风五钱　蝉蜕五钱　牛黄三钱　荆芥五钱　粉甘五钱　僵蚕五钱　犀角一钱　珍珠三分,腐煮　琥珀三分

上为末,糊丸,如梧桐子大,金箔为衣。随证用引,每一丸。

弭风丸　治急、慢惊风。

全蝎十四,去毒　姜蚕二钱,去丝　白附二钱　天麻三钱　巴豆十四,去油　朱砂二钱　防风三钱　牛黄一钱　金箔二十,为衣　茯神　辰砂②

上为末,米糊为丸,粟米大。一岁一丸,灯草汤下。

紫金锭

滑石二两,丹皮煮过　胆星二钱　山药二钱　蜈蚣一条,去头足　姜蚕五钱　全蝎二十　白茯苓一两

上为末,用麻黄四两,甘草四两,熬膏

---

① 钱:保仁堂本作"分"。

② 茯神　辰砂:此二味原书无用量,诸本同。

为丸,如芡实大,朱砂五钱为衣,或用金箔。

急惊,薄荷、灯心汤下①;慢惊,姜汤下。

八仙丹　家传秘方,不拘小儿百疾,皆治。引经开后。

巴霜一钱　朱砂五分　郁金五分　乳香三钱②　没药三钱　沉香五分　木香四分　雄黄六分

上为末,调水为丸,如粟米大。每服二三丸,随宜引。

惊痫发搐,金子汤下;潮热、变蒸,灯心汤下;伤风、伤寒,姜汁汤下;痰涎齁齁,姜汁、竹沥汤下;食积肚痛,山楂、麦芽汤下;疟疾,灯心、竹叶、麦芽汤下;痢疾、泄泻,姜汁汤下。

散风醒脾丸　家传慢惊秘方。

蝉蜕炒　防风　全蝎炒　麝香　朱砂

① 汤下:原脱,据保仁堂本补。
② 钱:原作"字",据藻文堂本改。下"没药"同。

天麻炒　白附各五钱　金箔五十片

上为末，饭为丸，如绿豆大，金箔为衣。服一二十丸。

破棺散①

一片朱砂一片雪，七个僵蚕七个蝎，不论急惊与慢惊，调时须用人生血。

豆蔻丸②

黄连五钱　神曲五钱　麦芽五钱　槟榔三钱　木香二钱　肉豆蔻面包煨　使君子肉各一钱

上为末，陈米③、神曲为丸。每服二十丸，米汤送下。

肥儿丸④

胡黄连五钱　神曲五钱　麦芽五钱　槟榔三钱　木香一钱　肉豆蔻面包煨　使君子肉各三钱

---

① 破棺散：保仁堂本作"一七散"。

② 豆蔻丸：藻文堂本作"肥儿丸"。

③ 陈米：保仁堂本作"醋糊"。

④ 肥儿丸：原脱，据五云堂本补。为上方以"胡黄连"易"黄连"而成。

上为末，陈米、神曲糊为丸。每服二十丸，米汤送下。

加减肥儿丸

蟾酥一个，酥炙　白术土炒　陈皮　槟榔
芜荑去壳　胡黄连酒炒　雷丸　干漆火煅烟尽
黄连酒炒　使君子肉　枳实麸炒①　木香
厚朴姜汁炒　芦荟各三钱

上为末，老米糊为丸，如绿豆大。滚汤下，加减看儿大小。

益脾散　治泄泻。

白术②　厚朴姜汁炒　人参　茯苓各一
两　甘草三钱，炙　白芍　陈皮各一钱　砂仁
二钱　山药五钱　老米五合　莲子肉去心，五钱

上为细末。每服三五钱，滚水调下。

消积丸

木香二钱　山楂二两，去壳　麦芽二两，炒
川芎一两　干漆一两，火煨③　厚朴一两，姜汁炒
黄连一钱，姜汁炒　枳壳三钱，去瓤，炒

---

① 麸炒：原作"炒"，无"麸"字，据保仁堂本补。

② 白术：保仁堂本作"苍术"。

③ 煨：藻文堂本、保仁堂本均作"煅"。

上为末，糊丸，如绿豆大。每服一二十丸，白汤下。

内消丸　治四肢浮肿。

青皮五钱　巴豆七钱①，去油　木香一钱
防己钱半　丁香十四个

上以巴豆同青皮炒苍色，去豆不用，入前药，同为末，饭丸如黍大。男用陈皮汤下，女用艾叶汤下。

连床散　治癞头疮及遍身，阴囊作痒，抓出黄水，痛甚。

黄连去芦，五钱　蛇床去油②，二钱半　五倍子一钱二分　轻粉二钱五分

上为末，先用荆芥、葱白煎汤洗，拭干，用清油调敷。

六神丹　治潮热，风痰。

天花粉　石膏　白附子　滑石各三钱
朱砂　青黛各一钱

上为末，薄荷、灯心、茶清③下。

---

① 七钱：五云堂本作"七个"。

② 油：保仁堂本作"壳"。

③ 清：保仁堂本作"汤"。

清金散　治鹅口疳，走马疳，锁口疳。

青黛五分　　硼砂五分　　黄柏　　枯矾

雄黄各五分　　飞丹　　冰片各一钱　铜绿三分

上为细末，井①水调，敷口②。

白玉散　治赤游丹毒。

寒水石煅存性，水飞过，二两　　　朴硝二两

青黛三钱　甘草三钱　姜黄一两　当归一两

柏末二钱

上为末。用芭蕉根汁加蜜调，以鹅翎

扫上，干，再③敷。

万金散④　治狗疥癣。

寒水石火煅，水飞　　无名异　铜青　飞

丹　　水银　轻粉　大枫子　苦参　柏末

枯矾　　雄黄各等分

上为末。蜡烛油调搽，以腹上搽起。

无价散　治面上生疮，疳疮，耳疳。

烟岸　枯矾　柏末　飞丹各等分

---

① 井：此后五云堂本有"花"字。

② 口：此后五云堂本有"中"字。

③ 再：此后保仁堂本有"即"字。

④ 万金散：保仁堂本作"如金散"。

上为末,用香油调搽。

导滞汤　治泻痢初起。

当归　黄芩　大黄　槟榔　白术
甘草①

白,加姜;赤,加甘草;胃弱,去大黄,
加白术,土炒。

上吹咀,姜三片,空心温服。

一方　治月蚀疮。

蔷薇根_{四钱}　地榆皮_{二钱}　轻粉_{三分}
上为末,用盐汤洗净后,敷此药。

一方　治锻炼②疮。

煅银罐子_{一个}　轻粉_{五分}
上为末,油调搽,湿③则干掺。

一方　治走马疳。

鸡内金_{灯烧存性}　黄柏　白矾　麝香
上为末,用米泔水搅,贴口中。

一方　方治汤火疮。

用虾蟆二十个,用木油或桐油煎蟆取

---

① 甘草:此后保仁堂本尚有"黄连桂"。

② 锻炼:五云堂本、藻文堂本皆作"银冻"。

③ 湿:原作"温",据藻文堂本改。

油,搽效。

一方 治夜啼。

用黑牛^①,生为末,水调,敷脐下。

一方 治口渴,潮热。

马前子_{一个} 礞石_{一块,煅}

白水磨服。

一方 治潮热。

寒水石_{三钱} 朱砂_{五分半} 滑石_{一两}
甘草_{六分}

上为末,冷水调服^②。

一方 治肚痛。

用莱菔子,煎汤服;或炒为末,抹乳
上,令儿吮^③之。

一方 治舌上出血。

牙硝_{一钱}^④ 发余_{一分}

敷在舌上,效。

① 黑牛:黑牵牛。

② 服:原作"敷",据保仁堂本改。

③ 吮:原作"欲",据藻文堂本改。

④ 一钱:原脱,据保仁堂本补。

声　明

　　由于年代久远,在本书的重印过程中,部分点校及审读者未能及时联系到,在此深表歉意。敬请本书的相关点校及审读者在看到本声明后,及时与我社取得联系,我们将按照国家有关规定支付稿酬。

天津科学技术出版社有限公司